Antichi Segreti Per Gli Animali

Carol K. Ray

Edizioni Wisdom of the World

ANTICHI SEGRETI PER GLI ANIMALI

di Carol K. Ray e la Comunità Antichi Segreti

con introduzione del dott. Clint G. Rogers
e del dott. Krushna Naram

Pubblicato da Edizioni Wisdom of the World
www.MyAncientSecrets.com

ISBN: 978-1-952353-39-0
Grafica di Copertina: Maryam Khalifah
Maryamart.illustration@gmail.com

Grafica interna: Cornelia Merk
Interior design by Carol K. Ray

Traduttori e Revisori: Anna Maria Dattilo, Elena Schellino, Ilaria Quondomestefano, Marie Vida

Stampato negli Stati Uniti

ESCLUSIONE DI RESPONSABILITA' MEDICA

Tutti i contenuti di questo documento, stampati o elettronici, inclusi testo, immagini, audio o altri formati sono stati creati solo a scopo divulgativo.

I contenuti non intendono sostituirsi ad un consiglio medico professionale o diagnosi o trattamento farmacologico. Si consiglia di chiedere sempre il parere al proprio medico o altro qualificato sanitario in relazione ad ogni questione che riguardi l'ambito medico. Non sottovalutare il parere medico professionale e non indugiare a chiederlo a causa di qualche cosa letta in questo documento.

Se pensate che il vostro animale domestico abbia un'emergenza medica, chiamate il vostro veterinario o recatevi ad un pronto soccorso veterinario. La Fondazione Antichi Segreti non raccomanda o promuove nessuno specifico test o professionista, prodotti, procedure, opinioni o altre informazioni che possono essere menzionati in questo documento.

Fare affidamento su qualsiasi informazione fornita dai dipendenti, volontari, divulgatori o professionisti medici che presentano contenuti specifici della Fondazione Antichi Segreti è unicamente vostra responsabilità personale.

Gli animali da compagnia che assumono farmaci o una dieta prescritta, devono continuare finché non viene deciso un cambiamento in accordo con il vostro veterinario. Consultate il vostro veterinario prima di cambiare la dieta o gli alimenti ad un animale gravido o in allattamento, o prima di introdurre nuovi alimenti a qualsiasi animale sensibile, specie "cibo umano".

Introducete il cibo in modo graduale e in piccole quantità e osservate attentamente qualsiasi reazione.

Introduzione del dott. Clint G. Rogers

Carissimo, carissima,

Aver scelto adesso questo libro dice moltissimo di te, del tuo cuore e di come l'amore ti guidi.

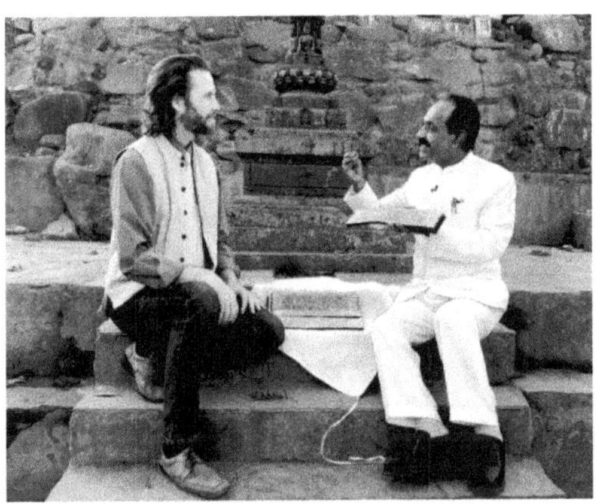

Il libro originario da cui derivano molti dei principi degli Antichi Segreti riportati qui dentro si chiama *"Antichi Segreti di un Maestro Guaritore"*. Dato che è stato tradotto in più di 30 lingue da volontari (che semplicemente desideravano che le persone a loro care avessero accesso a questo materiale), mi entusiasma, in particolare, sapere che la frase di apertura di questo libro sia diffusa in tutte le lingue e in tutto il mondo:

"Non sono venuto per insegnarti. Sono venuto per amarti. L'amore ti guiderà"

Il libro che ora stai leggendo, *Antichi Segreti per gli Animali*, è, in molti modi, la testimonianza vivente del potere di questa frase. Il fatto che tu sia stato guidato ad esso mi fa sentire oltremodo entusiasta di quello che potrebbe accadere nella tua vita.

Primo, poiché l'amore è intessuto nel suo contenuto e secondo, per il modo in cui questo libro ha visto la luce.

Riguardo al contenuto... chiunque sia mai stato in connessione con un animale, sia un cane, un gatto o ogni altra creatura grande o piccola, probabilmente avrà imparato alcune delle più intense lezioni di amore dalla loro presenza nella sua vita. So per certo che a me è successo, attraverso la miracolosa apparizione nella mia vita del cane randagio Milo, in India, subito dopo che il dottor Naram aveva lasciato il suo corpo. Ho scoperto, attraverso Milo, come gli animali sono spesso nostri insegnanti e riflettono noi stessi. Questa storia si trova nel libro e non serve ripeterla qui, ma voglio proprio dire che quanto più esplori gli Antichi Segreti, tanto più è probabile che tu veda e faccia ulteriore esperienza di una connessione mistica con tutto ciò che è vita.

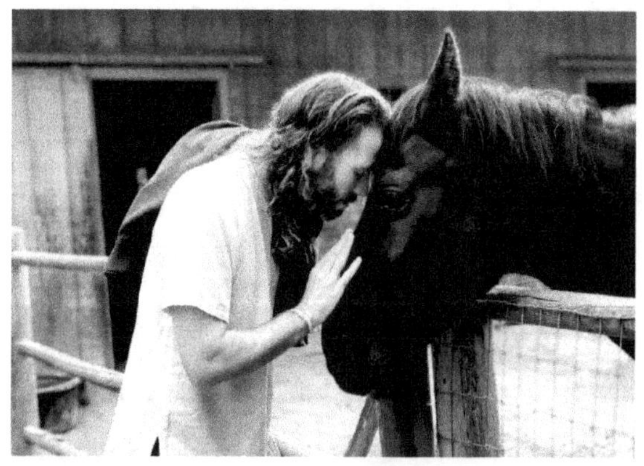

Del tempo che ho passato con il dottor Naram, in viaggio per il mondo, assistendo di persona e sperimentando il profondo potere di guarigione dei questi Antichi Segreti, ho amato particolarmente i momenti in cui aiutavamo gli animali.

Inizialmente ero scettico e mi chiedevo se la guarigione alle persone arrivasse principalmente a causa dell'"effetto placebo" - che loro credessero e fosse la potenza della loro convinzione che li guariva. Poi il dottor Naram mi chiamò ad assistere e mi mostrò come ascoltare il polso di un cane, un gatto, un cavallo, un uccello, un serpente, un elefante, un gufo, una scimmia, una tigre e così via. Era una magia vedere come gli Antichi Segreti funzionavano anche per loro! Quando assistetti di persona a come gli Antichi Segreti funzionavano per i neonati, per coloro che erano in coma e per gli animali, ebbi la prova che l'efficacia della guarigione degli Antichi Segreti andava molto più in là dell'effetto placebo.

Una cosa che realmente mise in discussione il mio modo di vedere il mondo, basato su una formazione accademica, era quando le persone venivano per il loro personale problema di salute e il dottor Naram prescriveva come parte del loro processo di guarigione di dar da mangiare agli animali. Mi chiedevo: "come può dar da mangiare a vacche, cani o corvi aiutare la loro guarigione?" A diverse persone alle prese con qualche problema mentale, come la schizofrenia, il dottor Naram prescriveva di dare da mangiare ai pesci ogni giorno e osservare il pesce mangiare il cibo che mettevano con le loro mani nell'acqua. Il dottor Naram mi mostrò gli antichi manoscritti dove veniva consigliato e come funzionasse, in base a dei principi ben al di là di ciò che la maggior parte delle persone nel mondo occidentale neppure prende in considerazione.

Nel corso del tempo, ho assistito personalmente a così tante cose che potrei solo descrivere come "miracoli", benché si basassero su una scienza antica. Iniziai a realizzare che c'erano influenze molto potenti su livelli fisici, mentali, emotivi e spirituali per ciascun essere vivente che veniva a contatto con gli Antichi Segreti.

Il dottor Naram mi insegnò che tutti gli elementi esistenti in natura sono anche in tutti noi e che quando si scopre dove sono gli squilibri e i blocchi, allora si può aiutare a risolverli.... e che lo stato naturale di ciascun essere vivente è una salute vibrante. Mi insegnò anche che "ogni cosa può essere sia un veleno sia una medicina, dipende da come lo si usa" (*Antichi Segreti di un Maestro Guaritore*, Capitolo 3, p. 55) e che, attraverso la conoscenza di questi Antichi Segreti noi potevamo sapere come aiutare ogni persona, spesso con cose che si trovano nella nostra stessa cucina o in casa. In questo libro, scoprirete storie molto intense di persone che l'hanno fatto per gli animali della loro vita; imparerete esattamente quali siano i rimedi che hanno usato e apprezzerete quali potenti risultati ne possano derivare.

Al di là della pratica clinica, il dottor Naram ha sempre richiamato la nostra attenzione su come trattare ogni animale o forma di vita che incrociava il nostro cammino. Se mai avessimo visto un cane randagio o una persona o animale che aveva fame, freddo e bisogno di aiuto... era una benedizione per noi fare ciò che potevano per sostenerlo. Avevamo sempre del cibo in macchina da dare a chi vedevamo nel bisogno e alla fine di una giornata intensa di visite, talvolta alle 3 del mattino, uscivamo in strada a mettere delle coperte sulle spalle dei senzatetto. C'è un principio in base al quale viviamo, chiamato "Atithi Devo Bhava" - che significa tratta l'ospite inatteso come se egli o ella fosse Dio stesso. E ciò comprende anche gli animali.

In passato, pensavo che fosse una pratica carina, ma solo scaramantica, quella che ci faceva fare il dottor Naram. Adesso, dopo averlo usato come principio chiave durante il Miracle Experiment Game di 30 giorni, un "esperimento" nel quale abbiamo guidato migliaia di persone di tutto il mondo, lo vedo come una scienza segreta molto potente e prevedibile. Se si applica questo principio in modo costante nella propria vita, si può aprire una connessione differente con ogni cosa della vita, il che di solito produce il risultato di vedere in sé più miracoli mistici di amore e guarigione. Se desideri fare esperienza personale di questo, ti devi assolutamente unire al prossimo Miracle Experiment Game. Come parte del tuo acquisto di questo libro, desideriamo darti in regalo l'esperienza di 30 giorni (vedi più avanti sotto).

Attraverso tutto questo, vedrai quanto amore è intessuto nel contenuto di questo libro e come l'amore sarà sempre disponibile per guidarti, persino nei momenti di massimo bisogno.

Riguardo al modo in cui questo libro è venuto alla luce, è stato totalmente guidato e donato dall'amore. Il giorno 8 marzo 2020, Carol K. Ray ebbe un sogno nel quale queste intense parole vennero a lei: "Guarisci te stessa e guarirai il mondo". Carol aveva appena concluso una brillante carriera in una grande azienda e non sapeva bene che cosa avrebbe poi fatto nella sua vita, quando arrivò questo sogno. Poco dopo, entrò in contatto con Sara Morell, che le fece conoscere il gruppo degli *Antichi Segreti di un Maestro Guaritore*, dove era stato annunciato un Miracle Experiment Game con lo slogan "Guarisci te stesso e guarirai il mondo".

Carol lo vide come un segno e nel corso degli ultimi quattro anni è stata una devota studentessa, una dispensatrice di saggezza e una depositaria degli Antichi Segreti, il che ha dato come primo risultato il libro di ricette Antichi Segreti in Cucina ed ora questo libro straordinario. E il modo in cui l'amore l'ha guidata è stato di non fare tutto da sola, ma attraverso la comunità. É riuscita a raggiungere la comunità globale degli Antichi Segreti che cresce sempre...e ha raccolto così tante storie avvincenti, mettendole insieme in questo intenso libro per benedire gli animali e tutti noi che li amiamo.

Non è un caso che tu abbia trovato questo libro adesso.

L'amore ti ha guidato qui.

Chi può sapere quanta guarigione contagiosa verrà o a te e tramite te, quando scopri questi Antichi Segreti?

E, se lo desideri, questo libro può essere un punto di partenza verso un mondo potente di molti Antichi Segreti che possono cambiare per sempre la tua vita. Includo una lista di referenze sotto, nell'emozionante possibilità che tu voglia approfondire di più.

Sono così grato che tu sia qui.

E sono entusiasta per come questi Antichi Segreti possano benedire la tua vita e la vita degli animali che curi, quando lasci che l'amore ti guidi.

Con molto amore e rispetto,

Dottor Clint G. Rogers

P.S. Se non hai ancora letto il libro "Antichi Segreti di un Maestro Guaritore", sarei entusiasta che tu scoprissi in esso i principi che stanno dietro al perché i rimedi ed i segreti che troverai in questo libro siano così efficaci. Mi fa anche molto felice che tu legga alla fine di quel libro l'esperienza miracolosa che è avvenuta nel Nepal a Swayambu (il "Tempio delle Scimmie"). Per me è un costante ricordo di come tutto nella vita sia connesso e come noi utilizziamo gli Antichi Segreti per accordarci all'amore e al flusso della natura e di tutta la vita... per cui diventano possibili molti miracoli mistici di amore e guarigione.

Risorse Aggiuntive per Te

Miracle Experiment Game (30-giorni) GRATIS per chi acquista questo libro:
https://www.MyAncientSecrets.com/petbookgift

Comunità degli Antichi Segreti

- Chiamate domenicali Globale Miracle
https://www.ancientsecretszoom.com

- Gruppo Facebook
https://www.facebook.com/groups/MyAncientSecrets

- Gruppo WhatsApp
https://chat.whatsapp.com/GD2HrBKHCphFSIXVVrZHsF

Corsi per approfondire gli Antichi Segreti
https://linktr.ee/drclintgrogers

Visite / Consulti

Per accedere alla lista di attesa per una visita di lettura del polso e/o se interessati ad ospitare delle visite nella vostra zona, compilate questo modulo.
https://forms.gle/7AwjTJqK77wMkFzK6

Libri aggiuntivi

- **Antichi segreti di un Maestro Guaritore**

SCOPRI GLI ANTICHI SEGRETI CHE POSSONO CAMBIARTI LA VITA!

Unisciti ad un ricercatore universitario scettico degli Stati Uniti che si mette in viaggio verso l'Himalaya e scopre dei segreti da un antico lignaggio di guarigione che inizia con il medico di Lord Buddha.

Per migliaia di anni, i più grandi guaritori dell'Himalaya hanno messo a punto una potente scienza guaritrice per il trattamento di malesseri fisici, disturbi psicologici e prove spirituali. I metodi naturali più efficaci sono stati riportati su antichi rotoli di pergamena. Ora, nel racconto di questo percorso di vita vissuta, molti di questi segreti di guarigione sono rivelata dagli incontri dell'autore con il leggendario maestro guaritore dottor Naram.

I segreti in questo libro possono cambiarti la vita per sempre.

https://www.amazon.com/Ancient-Secrets-Master-Healer-Greatest/dp/1952353009

- **Antichi Segreti in Cucina**

"Se cambi il tuo cibo, cambi il tuo futuro."

Esistono segreti di dieta che aiutano le persone a vivere più a lungo, più sani e più felici?

E se mangiare sano fosse anche facile e appetitoso?

Antichi Segreti in Cucina è stato ispirato dal dottor Pankaj Naram e dal dottor Clint G. Rogers Ph.D. Il dottor Naram è stato un grande guaritore che ha aiutato milioni di persone nel mondo tramite gli Antichi Segreti provenienti dalla natura. Prima della sua morte, ha passato questi segreti ai suoi studenti, tra i quali il dottor Clint G. Rogers, che ne ha raccolti molti nel suo libro *Antichi Segreti di un Maestro Guaritore.*

Questo libro di cucina mette in pratica molte idee dal libro degli Antichi Segreti e suggerisce modi di mangiare che non vadano a produrre dolore o sofferenza. Non è facile togliere il glutine, lo zucchero raffinato, i latticini e le solanacee, ma se cambi quello che mangi, cambi la tua vita!

https://www.amazon.com/Ancient-Secrets-Cookbook-Recipes-Unlimited/dp/195235398X

- **Antichi Segreti per Bambini**

Il Libro degli Antichi Segreti da colorare per bambini è stato ispirato dal dottor Pankaj Naram e dal dottor Clint G. Rogers Ph.D.

Questo libro invita i bambini (di tutte le età) a pensare a che cosa vogliono, a chi vogliono diventare e condivide storie che ispirano sull'uso dei poteri di guarigione naturali delle erbe per gli animali e persino per gli insetti!

Tutti i tre i libri sono già stati tradotti da volontari in varie lingue.

Prefazione del dottor Krushna Naram

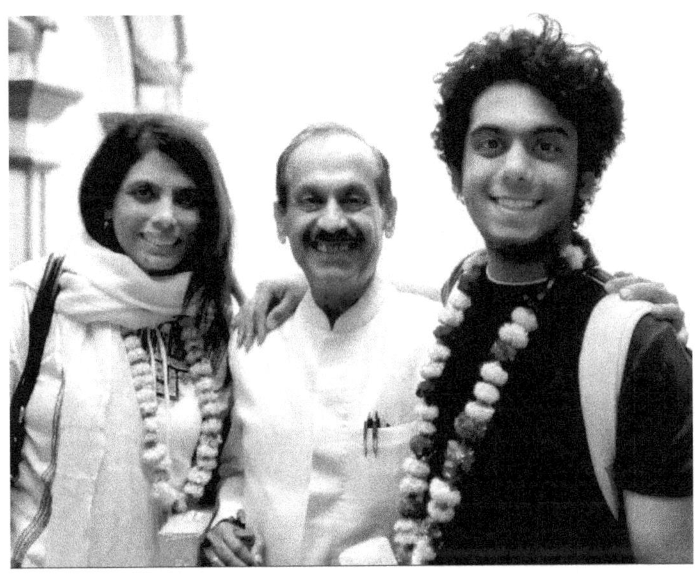

Namaskar, namaskar! Benvenuti, benvenuti. Vi amo e sono con voi. Il mio nome è dottor Krushna Pankaj Naram. Sono il figlio del dottor Pankaj Naram e della dottoressa Smita Naram. E porto Grandi Notizie!

Il fatto che voi siate qui e stiate leggendo queste parole ha una grande potenza. Do il benvenuto a tutti voi.

Carol ha fatto un enorme lavoro e, ci crediate o noi, già dalle prossime prime pagine, gli Antichi Segreti che potete scoprire, e che SCOPRIRETE, potranno cambiarvi la vita.

Scoprirete antichi segreti dI guarigione profonda
che vanno al di là delle specie, come connettersi
con gli animali che amate, come connettersi
con gli animali in modo che vi ritornino l'amore
e si sentano compresi. E quali sono i principi, i
perduti Antichi Segreti per guarire ogni animale
dal dolore? Scoprirete come potete passare dalla
sofferenza e dalla malattia alla felicità e persino
oltre il benessere, la gioia e portare una guarigione
profonda e duratura.

Carol, ti auguro tutto il meglio per questo
bellissimo libro. Sono al tuo fianco nel far conoscere
questi metodi, questi profondi segreti esistenti da
migliaia di anni, che sono stati con noi e che sono
finalmente disponibili al mondo. Ti amo e sono con
te.

Namaskar.

Dottor Krushna Naram

Riguardo a questo libro

Antichi Segreti per Animali

Quando il dottor Clint Rogers pubblicò il suo libro *Antichi Segreti di un Maestro Guaritore*, trattò alcune delle incredibili storie di come il dottor Pankaj Naram riuscì a guarire un elefante, ad aiutare una tigre del Bengala, a trattare un canguro e persino 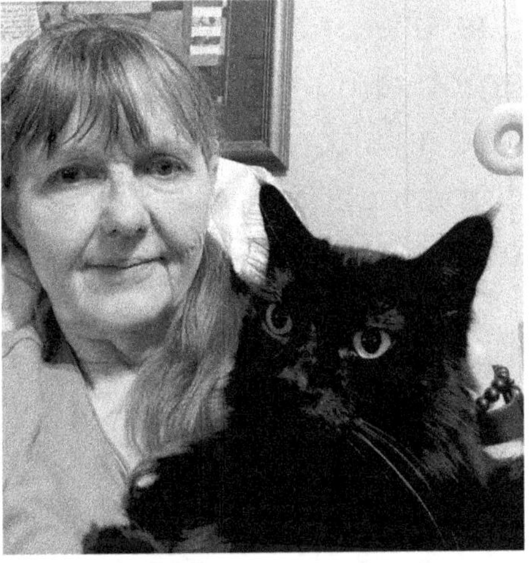 come il dottor Giovanni Brincivalli salvò una colonia di api da un virus. Gli *Antichi Segreti per Animali* si focalizza sull'uso degli stessi principi e tecniche per i nostri piccoli pelosi: cani, gatti e conigli, come pure cavalli, uccelli, rettili e persino insetti! Tutte le creature di Dio grandi e piccole possono trarre beneficio dagli Antichi Segreti.

In tempi di crisi, quando potrebbero non essere a disposizione veterinari o alimenti per cani o gatti, è una buona cosa sapere quali rimedi erboristici vanno bene per gli animali domestici, come si prepara in casa il cibo per il proprio animale, quali cibi umani sono pericolosi e quali guariscono. Vi chiediamo anche di prendere del tempo e riflettere su che cosa implicherebbe per i tuoi animali domestici la necessità di dover lasciare la propria casa e di formulare un piano in anticipo. Dalla mia personale esperienza di sfollata da un enorme incendio in New Mexico nel 2021, so quanto questi eventi possano essere stressanti e pesanti emotivamente. Predisponete un piano: potrebbe fare un'enorme differenza sugli esiti di eventi come incendi incontrollati, tornadi, uragani, tifoni, terremoti, etc.

Possiamo imparare così tanto dai nostri animali domestici: ci mostrano come stare nel presente, come esprimere gioia incontenibile, persino come perdonare e amare incondizionatamente. Noi speriamo che tu possa trovare gli *Antichi Segreti per Animali* ricco di informazioni, di spunti e di ispirazione.

Ti amo e sono con te,

Carol Ray,
Volontaria della Comunità Antichi Segreti

Contents

Il Maestro Jivaka

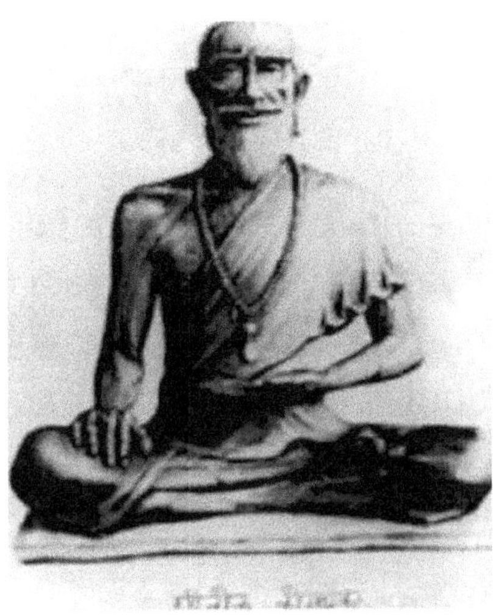

Il Maestro Jivaka disse che tutto può essere sia un veleno che una medicina, a seconda di come lo si usa.

Lo stesso si può dire per il cibo con cui alimentiamo i nostri animali domestici.

Ciò che nutre uno potrebbe causare sofferenza ad un altro.

Puoi prendere un appuntamento per te stesso o per i tuoi animali con il dottor Clint Rogers, se visita una zona a te vicina, tramite questo link: https://www.MyAncientSecrets.com/contact-us/

Puoi prendere un appuntamento per una chiamata zoom con Ayushakti qui: https://www.AncientSecretsFoundation.org/Consultation

In entrambi i casi, verrai guidato verso consigli dietetici corretti ed erbe potenzialmente benefiche per te e che spesso potranno aiutare i tuoi piccoli pelosi. Vivere in vibrante salute è uno dei maggiori traguardi della vita.

Senza un corpo sano, una mente solida e una tranquillità emotiva, tutti gli altri aspetti della nostra vita ricevono un impatto negativo. La nostra intenzione nel condividere con te il dono dello stile di vita Siddha-Veda è solo di renderti più forte, non di limitarti.

Per ottenere l'indipendenza e la libertà dalla malattia sono necessarie ispirazione, guida e una comprensione di come il nostro corpo (e quello dei nostri animali domestici) risponde a certi cibi, alla mancanza di sonno, al nostro ambiente, alle relazioni, alla vita sociale, a troppa o troppo poca attività fisica, a ritmi serrati e così via.

Scoprite il libro *Antichi Segreti di un Maestro Guaritore: Un Occidentale Scettico, Un Maestro Orientale E i più Grandi Segreti della Vita.*
https://www.MyAncientSecrets.com

Storie di Guarigione del dottor Naram

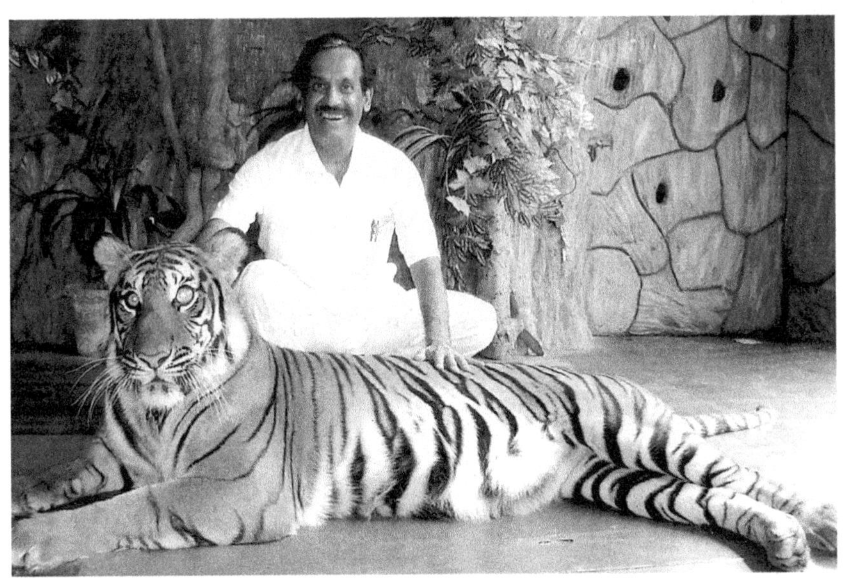

Dottor Krushna Naram - Animali E Antichi Segreti

Gli antichi segreti della più profonda guarigione vanno al di là della specie? Come ti puoi connettere con i tuoi amati animali di famiglia o con gli altri animali in modo che ricambino il tuo amore e si sentano compresi? E se ci fossero dei principi perduti, degli antichi segreti per guarire ogni animale dal dolore? Come possiamo aiutare altri a passare dall'infelicità alla felicità, dalla malattia ad andare oltre il benessere, la gioia e portare ad una guarigione più profonda e duratura?

Ti invito a prendere nota delle cose che puoi mettere in atto nella TUA vita. Sii pronto a scoprire realmente profondi e potenti segreti, metodi, mantra, Marmaa, rimedi casalinghi, rimedi erboristici, segreti di stile di vita e persino il Panchakarma per i tuoi animali - per cane, gatto, cavallo, api, farfalle, leoni, tigri, pitoni o elefanti. Lascio alla tua immaginazione.

Puoi seguire adesso questi metodi così come sono perché provengono da un lignaggio che ha più di 2500 anni. Sono stati usati dal medico del Buddha (Jivaka) e sono stati usati da mio padre, mia madre e me. E fanno la differenza, indiscutibilmente.

Voglio condividere con te una storia vera, molto sorprendente ed illuminante. È così bella, fa sciogliere il cuore e lo riscalda. La maggior parte di voi conosce mio padre, il dottor Pankaj Naram e mia madre, la dottoressa Smita Naram, che hanno portato la loro pratica professionale, negli ultimi 35-40 anni, in circa 160 paesi, aiutando intorno ad un milione e mezzo di persone. Nell'arco della sua vita, mio padre ha visto circa 10 milioni di polsi; oltre a questi, ci sono state centinaia di migliaia di persone ed animali che sono venute da lui per mostrargli il polso. Per davvero!

Quali sono gli antichi segreti per aiutare gli animali?

Tutto quanto iniziò prepotentemente nel 1994 o 1995, quando, per la prima volta, un uomo venne da mio padre. A quel tempo, mio padre non aveva una clinica molto grande, un edificio di tre piani dove poter aiutare comodamente le persone. La clinica era piccola e lui stava appena iniziando la sua vita professionale. A quel tempo c'erano circa un centinaio di persone che venivano da lui, talvolta quasi trecento, ma quell'uomo, in particolare, si distingueva. Lo si notava, si poteva individuarlo tra la folla.

Era alto, robusto, ben rasato, ben tenuto, con un fisico in forma e dall'aspetto molto gentile. C'era persino una scintilla differente nei suoi occhi, una gioia che veniva da dentro, come se stesse sperimentando la gioia del servizio; ma non sembrava un monaco o qualcuno che aveva lasciato dietro tutto ed era arrivato ad una vita di rinuncia.

Era nel mondo in quel momento. Aspettò il suo turno e, quando entrò, papà gli controllò il polso. Gli disse: "Oh, mio Dio, lei è un uomo molto bravo. Ma dentro di lei c'è un sacco di stress e di ansia, che è quello per cui ha la pressione del sangue alta, il fegato grasso, il colesterolo, il diabete al limite, l'HBA 1C sarà intorno a 6.46. E non ha una buona relazione con sua moglie al momento, per questo motivo i vostri figli sono agitati, perde i capelli, sua madre ha questo, suo padre ha quello e i suoi figli possono avere queste cose tra 15 anni."

L'uomo era sbalordito. Disse: "Dottor Naram, dottoressa Smita Naram, come riuscite a farlo? Io che cosa devo fare? Avete assolutamente ragione: al 100%, ma che cosa devo fare?"

E allora mio padre preparò un piano di dieta, stile di vita, rimedi casalinghi, integratori erboristici e Panchakarma; Mamma e Papà la strutturarono insieme. In definitiva, egli lo seguì diligentemente per sei mesi. E, ci crediate o no, alla fine dei sei mesi, disse: "Ero un tipo molto muscoloso. Facevo un sacco di esercizio, avevo una buonissima resistenza muscolare, ma c'era qualcosa che mancava. Mi sentivo stanco ed irritato, di punto in bianco. Non lo mostravo nel volto, ma da dentro, lo sapevo. Dottor Naram, dottoressa Smita, gli ultimi sei mesi mi hanno cambiato la vita. Mi sento una persona nuova. La mia vita è cambiata. Amo mia moglie e lei mi ama di più. Amo i miei figli e i miei figli mi amano di più. La famiglia è più unita. Dottor

Naram, dato che ha cambiato la mia vita, voglio darle una esperienza che potrebbe essere proprio elettrizzante, che può cambiare la SUA vita."

Papà si emozionò, perché sentiva che stava per arrivare qualcosa di entusiasmante!

Allora l'uomo disse: "Dottor Naram, io sono l'Ufficiale Forestale della foresta chiamata la Foresta dell'Area di Mumbai. Vivo là vicino, cosicché talvolta i leopardi vengono presso la mia casa, ma anche i serpenti, gli uccelli, ogni sorta di esseri differenti e meravigliosi."

Così quest'uomo era il guardiano dell'intera foresta.!

"Voglio regalarle un'esperienza con qualcosa di pericoloso."

Papà disse: "Va bene, ma che tipo di esperienza pericolosa?"

"Venga da me, a questo indirizzo, a quest'ora."

Papà andò in quel posto, nel centro della foresta. L'uomo disse: "Molto bene, lei è qui, dottor Naram. Bravo dottore, venga, la voglio portare in un posto speciale" ed entrò in una corsia piena di gabbie su ciascun lato. Qui, in cattività, c'erano leoni, leonesse, leopardi, scimmie, tigri. Mio padre era stupefatto. Stava a 50-60 cm di distanza da questi esseri maestosi, questi sorprendenti possenti "gattoni".

Lui li guardava e loro lo guardavano e ruggivano.

Poteva sentire il loro respiro, talmente gli era vicino che era completamente elettrizzato.

Fu allora che l'uomo disse: "Dottor Naram, abbiamo bisogno del suo aiuto."

Papà disse: "D'accordo." Ma che cosa poteva mai essere?

L'uomo disse: "Vede, lei ha sentito il mio polso e si è assicurato che avessi lo stomaco vuoto. Mi disse che il cibo rovina la pulsazione e la rende difficile da percepire. Non si può avere una lettura del polso corretta dopo mangiato, perché il risultato cambia. Ho risposto va bene e sono arrivato a stomaco vuoto. Aveva perfettamente ragione. Ora noi abbiamo un problema e vogliamo il suo aiuto. Abbiamo una paziente che ha bisogno di lei."

Di norma, alle persone non era consentito entrare nel luogo dove mio padre era appena stato accolto così apertamente, con tanto affetto e protezione. Egli disse: "D'accordo, sono qui per lei o per chiunque altro."

Andarono avanti ancora un po' e vide una leonessa stipata in una gabbia più piccola di tutte le altre e un po' agitata, che stava distesa. Ruggiva a chiunque si avvicinava e faceva quei suoni come se non le piacesse, come se se il rumore la irritasse. Mio padre la guardò e chiese: "Che cosa le è successo? Che cosa volete che io faccia?"

"É questa la paziente", disse l'Ufficiale Forestale.

Che cosa? Ha proprio detto così?

Egli disse: "Dottor Naram, si ricorda che mi ha fatto arrivare a stomaco vuoto per la lettura del polso? Ho voluto fare il meglio possibile. Non le abbiamo dato alcun cibo e ha davvero fame! Di solito quando la vede un veterinario, la sediamo. Ma so che le avrebbe cambiato il polso. Non è sedata ed è estremamente affamata."

Mio padre disse: "Oh mio Dio, siete pazzi? Oh mio Dio. Qui c'è una leonessa affamata da un paio di giorni, non sedata, all'erta, veramente arrabbiata e innervosita e voi volete che io senta il suo polso? Va bene tenere le persone a digiuno, ma, davvero, avreste potuto darle da mangiare, non era un problema. E se mi morde? È la mia, di mano! Il mio lavoro dipende da queste tre dita per sentire Vata, Pitta e Kapha. No, non posso. Oh, mio Dio!"

Ma poi entrò in uno stato di solo **essere.**

Così questo è il primo segreto. (Scrivitelo!)

Ci sono tre stati primari: conoscere, fare ed essere. Quando **conosci** qualcosa, allora sei nella testa; quando sei troppo nel **fare**, tu fai, fai, fai e non ti fermi, non ascolti, non pensi, stai solo facendo. Potresti fare sia qualsiasi cosa giusta o sbagliata, buona o cattiva, che va o non va per te, ma tu la **fai.**

E poi, c'è l'**essere**, quando sei nel presente, quando sei centrato. Lavori da un luogo di amore dove fai quando è necessario e non fai quando non è necessario. Sai che cosa fare, come fare e questo è uno stato più profondo dell'**essere**.

Papà entrò nel suo stato di conoscere, fare ed essere e DENTRO l'essere, percorse a ritroso la strada fino al suo maestro; molti anni prima, forse 15 o 20 anni quando lo incontrò, fino ai 1000 giorni di addestramento. Il suo maestro aveva portato mamma e papà a fare molte esperienze, specialmente con gli animali e papà richiamò alla memoria di quando era stato mandato in Nepal per incontrare un altro maestro che al tempo aveva la tenera età di 115 anni.

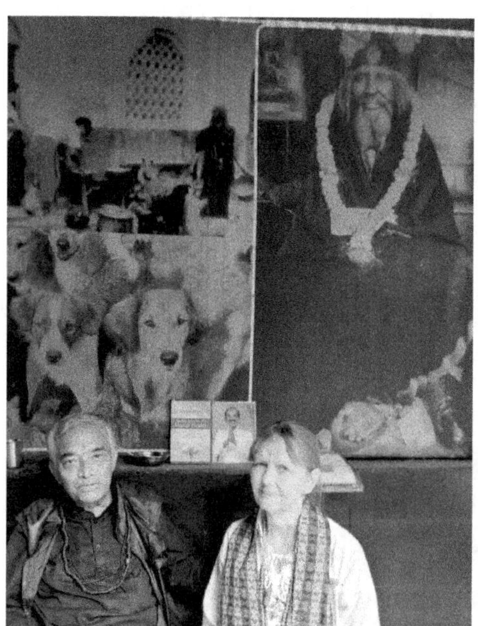

didascalia: Jnaneddrajii e Carol Ray, aprile 2023 nell' Ashram Pashpatinanth. Il Maestro Chun Chun Baba in alto a destra.

Chun Chun Baba fece fare a papà e mamma molte esperienze di miracoli. Papà si riportò con il pensiero a quelle esperienze e richiamò un Mantra che aiutava a connettersi con lo spirito degli animali, al di là del linguaggio. Quando un Essere non conosce o non ha la percezione di ciò che chiamiamo linguaggio, come possiamo raggiungere il suo cuore e portare la guarigione più profonda?

Papà si ricordò tutto questo e mamma e papà entrarono nel loro "Essere". Papà iniziò a dire il mantra. Nel momento in cui si avvicinò alla leonessa, sentì da lei qualcosa come: "Chi è questo che invade il mio spazio? È già una gabbia piccola!"

Ma a quel punto papà continuava a ripetere questo mantra ancora e ancora, ancora e ancora, mentre faceva un Marmaa specifico su se stesso. Poi tutto ad un tratto, ci fu una connessione. Le barriere si dissolsero. C'era uno spazio aperto di comunicazione, di amore e di guarigione.

A quel punto papà procedeva lentamente per avvicinarsi alla leonessa e lei sapeva che lui non voleva farle del male, solo capirla. Voleva stare con lei, darle ricevere amore. E ci fu una connessione. Lentamente la raggiunse, le prese la zampa. Toccò il suo polso. Chiuse gli occhi, per poterlo sentire. Così fece Mamma. Al ritorno, papà disse all'Ufficiale Forestale: "Grazie per questa esperienza."

L'Ufficiale Forestale disse: "Sì, è stata una magia. Si è calmata e non succede mai. È nota per essere la più aggressiva! Sbalorditivo, ma che cosa aveva che cosa ha trovato, dottor Naram?" Era così ansioso di scoprirlo.

Papà rispose "Vede, la leonessa sta provando qualche tipo di tensione mentale. Si sente depressa ed arrabbiata a causa della sua depressione."

L'Ufficiale Forestale disse: "Non ho capito. Che cosa intende? Come può un leone sentirsi depresso? Che altro c'è?"

"Soffre di infertilità. Non è in grado di concepire. La causa principale della sua depressione è perché vuole essere madre. Ma c'è un blocco delle tube."

L'uomo era stupefatto perché di recente un veterinario aveva confermato che la leonessa aveva un blocco alle tube. E adesso che si fa? Così Papà disse: "Questa è la dieta, questi sono i rimedi casalinghi e gli integratori erboristici. C'è tutto il necessario."

Il custode che aveva ascoltato tutto, disse: "Io mi licenzio subito! Mi state dicendo che devo andare dalla leonessa e fare i Marmaa? Non ho intenzione di farlo. Siete pazzi? Il dottor Naram può fare qualsiasi cosa voglia, io non lo faccio. Non vengo pagato abbastanza per farlo!"

"Allora come le diamo i rimedi? Papà disse che si doveva darle i rimedi due volte al giorno. Il custode gridò "Siete pazzi? Mettere la mia mano nella sua BOCCA e poi farle MANGIARE i rimedi??? Non ESISTE!!!"

Così si misero a pensare come farlo. Alla fine, giunsero all'idea di fare delle fessure all'interno della carne cruda che mangiava e inserirvi le compresse. E fu così che iniziarono.

Nell'arco di due, tre mesi, la leonessa cominciò ad essere più calma, più felice, meno reattiva alle persone che le si avvicinavano. Incredibile, ma ancora non c'erano grandi risultati perché non si ingravidava. Sei mesi, nove mesi passarono e papà si dimenticò di lei e mamma pure.

Poi un giorno l'uomo alto entrò nell'ufficio. Il dottor Naram disse: "Oh, Ufficiale Forestale, come sta? Prego, benvenuto, benvenuto."

Egli entrò e disse: "Dottor Naram, sono così felice di vederla. Ho una grande sorpresa per lei."

Condusse mamma e papà e li portò nello stesso posto dove erano stati quasi un anno prima. E là videro la stessa leonessa che girava intorno, andarono dall'altro lato e videro dei piccoli, bellissimi cuccioli! A papà e mamma si sciolse il cuore.

Questa fu la guarigione più profonda che la leonessa portò nella sua vita, la gioia di essere madre. Improvvisamente amava tutti. Non era arrabbiata, agitata. Non ruggiva improvvisamente. Aveva il senso di connessione con le persone. Era sorprendente!

Ci sono state storie di pitoni, scimmie, coccodrilli, alligatori, canguri, lupi, gufi, aquile e, per tutti coloro che sono stati aiutati, il principio di aiuto è stato lo stesso.

Miei carissimi. Scrivete il secondo segreto. È il principio di *Loka Purusha Samya Siddhanta Pande Tat Bramante Siddhanta.*

Significa che ciò che esiste fuori esiste dentro e così, se il mondo esterno è infinito, il mondo interno è infinito e il mondo esterno è un riflesso del mondo interno.

Il principio è che tutti noi siamo effettivamente connessi e fatti della stessa materia. Di conseguenza, ciò che funziona per gli umani sono gli stessi principi attraverso i quali si possono aiutare animali, alberi, uccelli, pesci, tutti loro. Questo è il principio. Questo è l'Antico Segreto. Ora lo possedete.

E ora il mantra: quale era il mantra che consentì a papà di rompere le barriere e connettersi con lo spirito della leonessa? Quale era il mantra che consentiva a questa comunicazione di avvenire?

Questo mantra mi venne dato da papà nel 2011. È stato con me da allora. E nel momento in cui lo faccio, avvengono proprio dei miracoli. L'ho visto. Io l'ho sperimentato e quindi vi incoraggio a proseguire e a provarlo immediatamente. La vostra vita cambierà. Siete pronti a questo?

Sedete eretti, con la spina dorsale ben dritta. Respirate e inspirate con il naso, fate un respiro profondo. Espirate dalla bocca e inspirate dal naso e poi espirate dalla bocca. Con orecchie aperti, dite ad alta voce:

Om Sham (pronounced SHOM) Namaha

Fatelo ancora e ancora, ancora e ancora quando siete con l'animale e papà direbbe, ecco che cosa è importante. Amate l'animale.

È la prima cosa: tu ami l'animale. L'animale sente che tu lo ami: questa è la seconda cosa; e l'animale ti restituisce l'amore: è la terza cosa. Quando le tre cose succedono, allora può avvenire la guarigione più profonda e questo mantra aiuta a gettare un ponte sulla distanza in modo che queste tre cose possano avvenire e possa avvenire la connessione di guarigione più profonda.

Sono successe molte storie e miracoli sorprendenti nel corso della mia vita. Ce n'è una che voglio lasciarvi. È un Marmaa.

Qual è il Marmaa che aiuta a portare la potenza di questo mantra ancora più in profondità?

Sulle dita della vostra mano destra, indice e pollice, con le unghie delle due dita, sfregate le unghie insieme su questa mano e fate lo stesso con le dita pollice e indice della mano sinistra. Sfregate le unghie insieme, mentre dite il mantra.

Voi potreste sentire o non sentire il suono, ma gli animali sentono la vibrazione. È molto leggero, ma funziona. Queste due cose insieme fanno una grande differenza. Ci sono molti potentissimi antichi segreti. Andiamo ad iniziare questo viaggio insieme.

Dipika Delmenico – Storie di Animali del dottor Naram

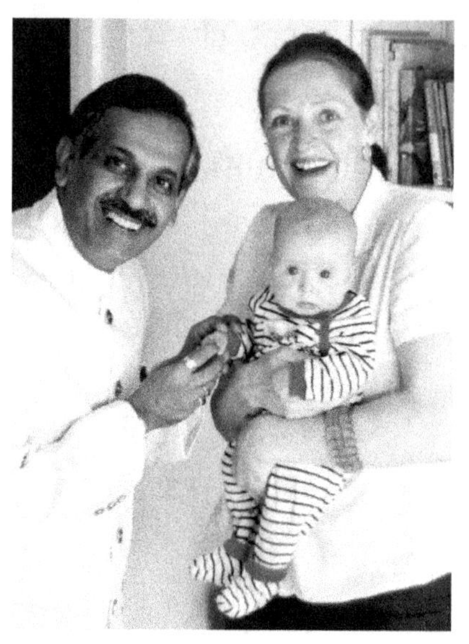

Ci sono due brevi storie che desidero condividere su esperienze personali che ho avuto la grande fortuna di vivere insieme al dottor Pankaj Naram, sul mettersi a servizio per la cura degli animali. Ho avuto molte altre esperienze con animali ed il dottor Naram, ma sono queste due che desidero condividere e la prima è una storia che riguarda il prendersi cura di pazienti, sotto la forma animale... di serpenti.

Trasmutare la Paura in Amore (dei SERPENTI!)

Sono cresciuta in una cittadina di campagna in Australia ai margini del territorio del terreno boschivo dove ci sono serpenti velenosi: l'Australia ne ha molti! Da bambina amavo giocare nel bosco con i miei amici. Mi potevate trovare a correre nel bosco, ben cosciente che, li vedessi o no, c'erano serpenti velenosi tutto intorno. Mi avevano sempre detto in estate di stare attenta e all'erta per i serpenti. Sono cresciuta con una rispettosa paura dei serpenti.

Quando sono diventata mamma vivendo in una proprietà rurale nel bosco con serpenti bruni i e serpenti tigre altamente velenosi, feci molta attenzione che i miei bambini si rendessero conto della presenza dei serpenti, quando giocavano e correvano nell'erba alta e a piedi nudi nel bosco. La mia paura dei serpenti persisteva.

Nel periodo di tempo tra la mia giovinezza e l'avere figli, ebbi l'incredibile esperienza di sentire il polso di alcuni serpenti.

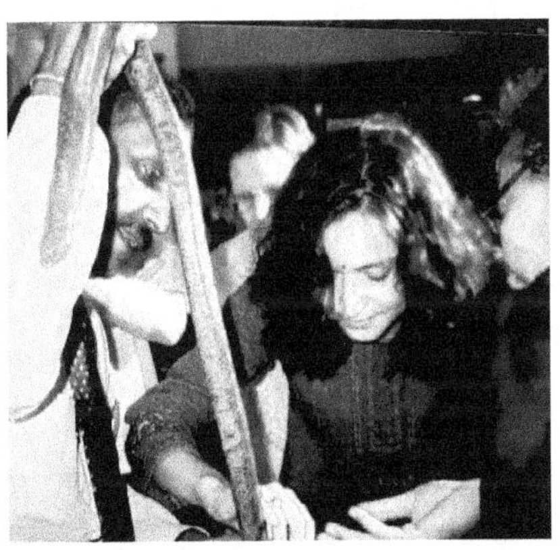

Un giorno alla clinica Ayushakti Malad di Mumbai, in India, con il dottor Naram, vennero diversi pazienti ed erano dei serpenti. Il dottor Naram disse che avremmo trattato i serpenti come pazienti e sentito loro il polso, e davvero fu uno stupendo modo di incanalare la nostra stessa paura.

Cosicché sentii il polso dei serpenti e fu bellissimo! Era sorprendente avvertire la tessitura della pelle per sentire la temperatura corporea del serpente e le sensazioni che arrivavano attraverso la punta delle mie dita!

Il polso esprimeva ciò che stava avvenendo al serpente e i suoi umori biologici, proprio come nel polso di tutte le creature ed esseri viventi. Nel leggere il polso, potevamo dire come stava di salute il serpente.

Con il primo serpente, c'era un problema di umidità e ristagno umido (Bhej) che stava compromettendo la sua salute. Il serpente aveva raffreddore e tosse.

Un altro serpente quel giorno aveva problemi di pelle e una ferita che dovette essere trattata.

Uno degli assistenti del dottor Naram fu diretto da lui nell'applicare una crema curativa per la pelle sulla sede della ferita. Applicò un balsamo fatto di ghee medicato e varie erbe Ayurvediche. Le erbe erano schiacciate e mischiate al ghee e applicate sulla pelle del serpente.

Il dottore era così presente! Non aveva alcun tipo di paura. Il suo amore per questa creatura era realmente evidente. Era tangibile.

Il serpente fu completamente ricettivo nel ricevere il gesto terapeutico e colui che lo offriva con AMORE. Fu sorprendente osservare come il serpente muovesse la testa intorno e si avvicinasse all'assistente terapista. Muoveva la sua lingua intorno, sbattendola contro il terapista che era completamente focalizzato e non batteva ciglio o si ritraeva dal serpente. Stava avvenendo una comunione scioccante.

Il dottor Naram disse: "Guarda. Lo vedi? Sta compiendo un servizio al serpente con amore, il serpente lo sente e risponde con amore."

Fu una tale bellissima esperienza perché mi spostai dalla percezione che "i serpenti ti fanno del male" ad una di AMORE... e riverenza per la bellezza, la maestà di questa creatura vivente.

Il Dottor Naram e i Canguri

All'inizio degli anni duemila, in uno dei suoi giri di visite in Australia, il dottor Naram aveva un vero ardente desiderio di sentire il polso dei canguri: così formulò il suo desiderio! Uno dei nostri colleghi, nostro amico e amico delle nostre cliniche Ayushakti in Australia, organizzò per noi una visita ad un piccolo rifugio privato per la Fauna Selvatica, retto da una donna nelle colline a est fuori Melbourne (Australia). Andammo in macchina a visitare questo piccolo rifugio animale dove erano ospitati i canguri orfani (sono chiamati joey) e i canguri feriti venivano curati. Il dottor Naram era così emozionato!

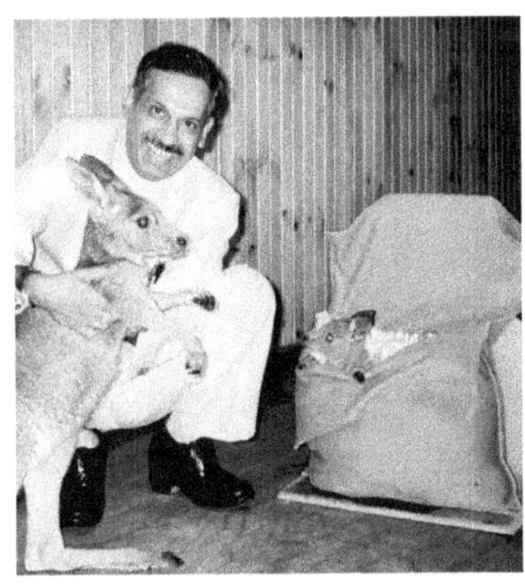

Ci ritrovammo allora, non solo a guidare attraverso un paesaggio e un ambiente bellissimi, ma anche a salire su una collina attraverso una strada tortuosa, lunga e polverosa che conduceva alla proprietà. Era veramente bellissimo!

Mi ricordo distintamente il percorso perché avevo un po' paura che il fondo della mia macchina sfregasse sul terreno accidentato. Pensavo tra me, non è un bel rumore. Avevo perso la marmitta?

Saremmo riusciti davvero a ritornare a casa?

Nonostante tutto, arrivammo e il dottor Naram era così emozionato ad entrare nella casa dove, in quel momento, venivano curati circa una dozzina o più di canguri; alcuni erano canguri adulti. C'erano anche molti joey, i baby canguro. Avevano una piccola culla riscaldata come un'amaca fatta apposta per loro e lì dentro si rannicchiavano, in modo da replicare il calore e l'ambiente del marsupio della madre.

Il dottor Naram era nel suo elemento, a poter offrire cure ai canguri che non stavano bene e capirli più completamente, dopo aver sentito loro il polso.

La prima cosa che disse quando sentì il polso al primo canguro fu: "Wow, quanto Vata! Naturalmente, c'è una grande quantità di movimento ed attività nei canguri!

Prese in braccio i piccoli joey e diede loro da mangiare, prescrisse qualche consiglio dietetico e alcuni rimedi per sostenere quelli che avevano problemi di salute e avevano bisogno di sostegno.

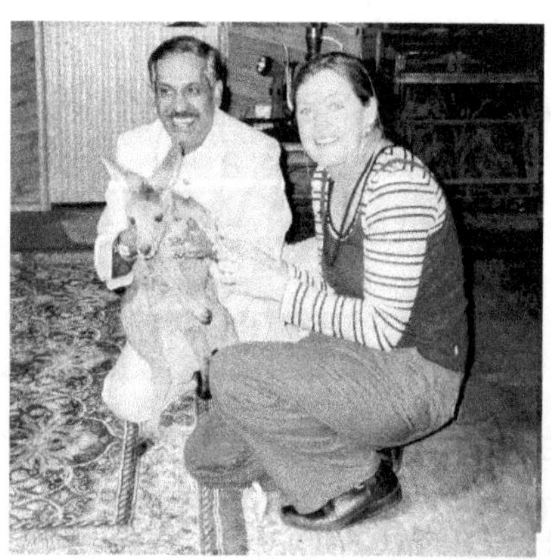

Fu realmente una bellissima giornata e un momento stupendo per lui. Egli veramente stava concretizzando quello che aveva desiderato creare sentendo il polso dei canguri. E non solo sentendo il polso, ma anche lavorando con i canguri come pazienti.

Naturalmente, questo spiega che sia che si tratti di un essere umano, di una pianta, di un animale, di una creatura pericolosa che può iniettare un veleno mortale a qualcuno, sia esso addomesticato che selvaggio: tutti gli esseri viventi possiedono le qualità del Divino. E noi abbiamo l'opportunità di servire il Divino in loro.

In questo modo, noi sperimentiamo il Divino in NOI! E realmente diamo un contributo, attraverso l'intera nostra presenza amorevole, a tutta l'umanità. È una spiegazione vivente di come l'amore sia il nostro maestro. Essere qui, amare, e l'amore che ci insegna.

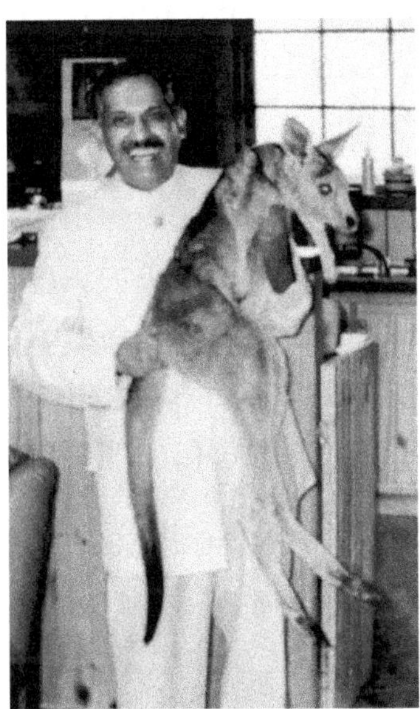

Il dottor Naram in Australia, mentre gioiosamente cura i canguri.

Il dottor Giovanni Brincivalli e il Coniglio

Una signora una volta mi portò un coniglio da visitare e mi disse che il veterinario aveva diagnosticato una grave BPCO (*Broncopneumopatia Cronica Ostruttiva*) un problema respiratorio simile alla COPD, confermata da tomografia con raggi X. La proprietaria aveva notato che il coniglio respirava più velocemente del normale, il che le fece prendere l'appuntamento con il veterinario ed identificare il problema cronico.

Il veterinario prescrisse una terapia di inalazioni per il coniglio - questo fu fatto, ci disse la proprietaria, mettendo la preparazione aromatica in una scatola grande abbastanza da contenere il coniglio, in modo che potesse inalare l'aria nella scatola con il preparato terapeutico, ma ciò non aveva aiutato il coniglio.

Come rimedio per sostenere i polmoni, diedi al coniglio *Divyaswan Jivan* della Ayushakti, ome supporto al sistema respiratorio e aiuto per ridurre l'infiammazione nel sistema respiratorio, come pure *Ashtaloc* e *Hartone*, entrambi per la circolazione.

Fui così felice di vedere che il coniglio annusava le compresse di erbe e iniziava a mangiarle da solo! Per me fu come un test di qualità delle erbe! Queste erbe sono state certificate anche da un coniglio!

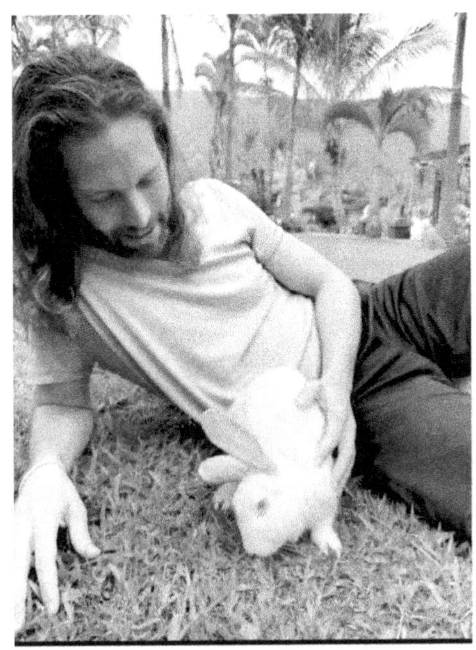

Il dottor Clint con un piccolo
coniglio bianco

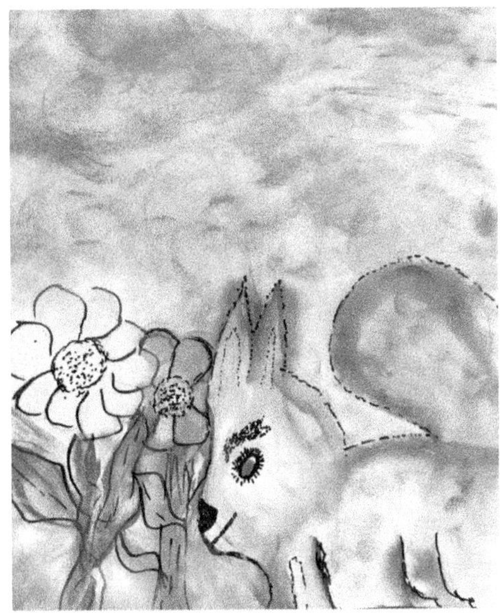

Foto Acquarello di Elissa Ray:
11/1/2022

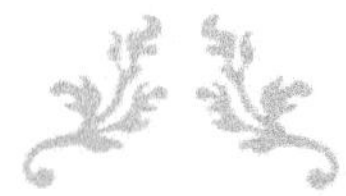

"Nella vita i più grandi ostacoli

per vedere chiaramente noi stessi e gli

altri sono l'ego e la paura"

dottor Pankaj Naram

da Gli Antichi Segreti di un Maestro Guaritore, pag. 75

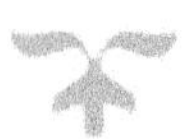

Antichi Segreti per animali domestici

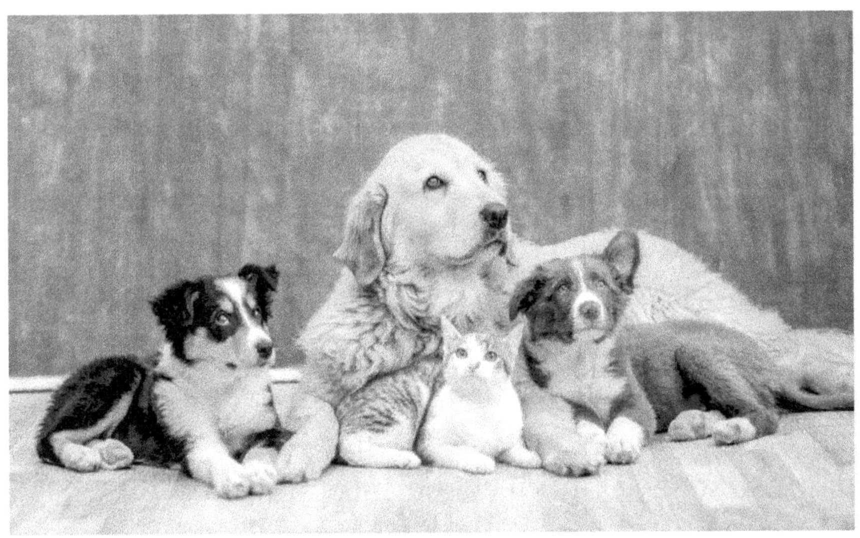

Il dottor Naram - Il Cane con un Tumore

con Michael e il Super Cane Angel

link video YouTube: Dr. Pankaj Naram Secret for Tumor?

Nel video sopra, il dottor Naram ci parla di come un tumore inoperabile, causato dalla Sindrome di Cushing, è stato ridotto con gli integratori erboristici.

Successivamente, il cane fu esaminato da un dottore, il tumore era solo marginalmente identificabile. Il cane era molto felice e sano per avere 15 anni! I metodi di guarigione degli Antichi Segreti del dottor Naram spesso sono in grado di ridurre i tumori.

I segreti di cui il dottor Pankaj Naram ci parla sono stati scoperti 2500 anni fa, iniziati dal Maestro Jivaka, medico del Buddha e passati attraverso il lignaggio Siddha-Veda, da maestro a maestro. Il principio guida è trovare la causa della malattia, piuttosto che i sintomi che la causano. Una volta capita la causa, si può ristabilire l'equilibrio attraverso una combinazione di rimedi, integratori erboristici e altri Antichi Segreti.

Rimedio Casalingo per i Tumori

Anti-Tumore: Curcuma - Zenzero - Pepe Nero

- Polvere di Curcuma: 1 cucchiaino
- Succo di Zenzero: 1 cucchiaino
- Tulsi o Basilico Sacro: 7-11 foglie
- Pepe Nero: 3 grani (pestati)
- Ghee: 1 cucchiaino

Miscelare tutto insieme e dare due volte al giorno in presenza di qualsiasi tipo di tumore. Iniziare con una piccola quantità per un animale domestico, un quarto di cucchiaino e gradualmente aumentare fino ad un ottavo di cucchiaino, a seconda dell'età e della taglia del vostro animale.

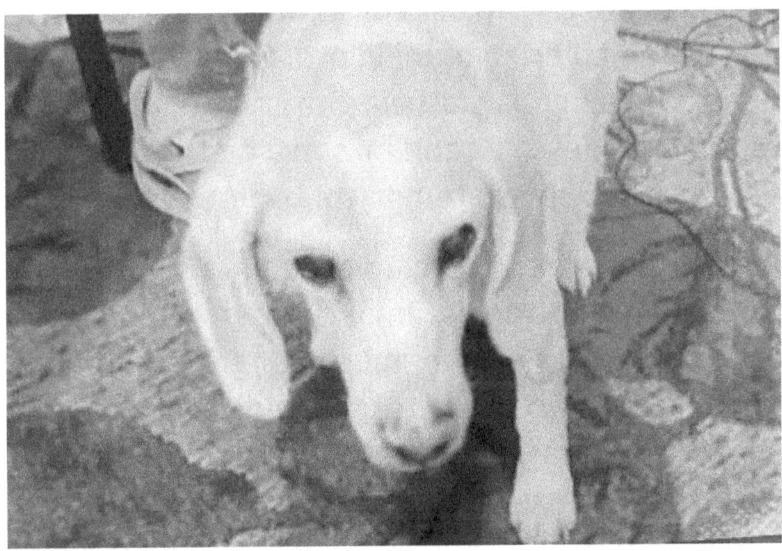

Il dottor Clint Rogers e Milo

La mattina dopo la veglia di preghiera per il dottor Naram, alle 5.30 circa mi svegliai sentendomi particolarmente perso e solo. Una nuvola nera di depressione stava rovesciandosi sulla mia mente. Fuori era ancora buio, ma non riuscivo a dormire. Così, mi alzai dal letto, misi le scarpe e uscii a camminare. Venti minuti dopo il mio vagare senza meta, improvvisamente mi resi conto che qualcuno mi stava seguendo. Inizialmente mi allarmai, ma poi vidi che era un cane. Aveva gambe testa e coda bruni, con pelo nero sulla schiena, come fosse un cappotto. La pancia e buona parte del naso erano bianchi. Quando mi fermavo a guardarlo, si fermava a guardarmi. Quando riprendevo a camminare, mi seguiva da vicino, standomi dietro. Ero sconcertato. Perché questo cane mi seguiva? Non avevo del cibo con me ed ero a mani vuote. Fu una lunga passeggiata e in qualsiasi via girassi o qualunque stradina prendessi, il cane mi stava dietro. Ciò mi divertiva e allo stesso tempo mi confondeva.

Un pensiero fece breccia nella mia tristezza: ricordai che il dottor Naram aveva sempre con sé qualcosa per i cani e per chiunque arrivasse da lui. Sentivo la sua voce nella testa che diceva "Atithi Devo Bhava" (Tratta l'ospite inatteso come fosse Dio stesso che ti viene a trovare). Quando sorse il sole e i negozi aprirono comprai dei biscotti per questo visitatore inatteso che pazientemente mi aspettò seduto per terra.

Tuttavia, quando misi i biscotti per terra davanti a lui, il cane li annusò e poi tornò a guardarmi senza nemmeno assaggiarli.

Un po' frustrato, sbottai: "Allora cos'è che vuoi?"

Ripresi a camminare e il cane mi seguì per oltre un'ora, mentre girovagavo per le strade. E mentre mi interrogavo sul mistero dell'apparizione di questo cane, un po' di oscurità iniziò a dissolversi. Era come se la voce del dottor Naram arrivasse nella mia mente e nel mio cuore, ricordandomi gli antichi segreti e le verità imparate nel tempo che avevamo trascorso insieme, ma che ora capivo in modo più profondo.

Quella notte, mentre il cane era ancora con me, non sapevo cosa fare; tentai di ringraziare il cane per il dono della sua apparizione e provai a chiudere la porta del mio appartamento - il cane iniziò ad abbaiare a gran voce. Con molta cautela aprii la porta di nuovo, facendomi da parte mentre il cane entrava nel mio appartamento. Di fatto, il solo modo per non farlo abbaiare era lasciarlo dormire sul pavimento di fianco a me, con la mia mano sulla testa.

Questo incontro mistico cambiò il corso della mia vita e ispirò il Miracle Experiment Game, a cui hanno già partecipato migliaia di persone in tutto il mondo.

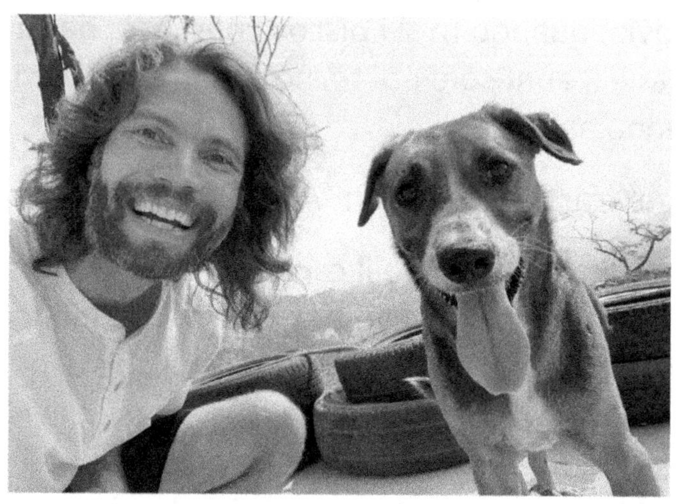

Il dottor Clint Rogers e Milo dop una passeggiata insieme

Poi, per quasi 6 mesi, durante la chiusura degli aeroporti e dell'opportunità di viaggiare a causa della pandemia, questo cane è stato mio fedele compagno e maestro mentre pubblicavo il libro *Antichi Segreti di un Maestro Guaritore* e portavo testimonianza di tutti i miracoli associati a questo, incluso il movimento che lo ha fatto tradurre in più di 30 lingue.

Il dottor Giovanni e il Cane con un Problema di Sanguinamento.

Un cane femmina che aveva un problema che le causava battito del cuore rapido ed eccessivo sanguinamento. Il proprietario aveva rivestito i mobili con materiale di protezione per evitare che il cane non si ferisse con gli spigoli dei mobili. Fu portata all'Università dove le rilevarono un problema delle piastrine basse nel sangue (trombocitopenia Le fecero persino una trasfusione di sangue canino.

Il nostro rimedio per questa situazione sono stati i seguenti Rimedi Erboristici di Ayushakti:

Raktabandha - per rallentare il flusso sanguigno

Pittashamak - per problemi digestivi

Jivanjog - per aumentare l'immunità

Il cane guarì completamente, visse molti altri anni, senza alcun problema di sanguinamento.

Il dottor Giovanni Brincivalli e il Cane Martino

Martino era un cane di taglia piccola e molto attivo che amava andare a fare delle passeggiate prima che gli fosse diagnosticata sofferenza cardiaca. Soffriva anche di rigidità alle articolazioni, tanto che non era più in grado di saltare sul divano. E se lo si poneva cautamente sopra, si rifiutava di scendere da solo.

Martino fu messo a dieta di zuppa di fagioli mung (senza cipolle o aglio), con l'aggiunta di integratori erboristici Ayushakti specifici come *Sandhiyog*, antinfiammatorio per le articolazioni e *Jivan Rakshak*, una formula forte per il cuore.

Dopo alcuni mesi, Martino ritornò ad essere attivo, riprese la sua vitalità e ora salta ancora sul divano, scende giù e accompagna il suo padrone nelle passeggiate.

Martino continua ad amare la zuppa di fagioli mung. Una volta c'è stato un altro cane ospite, tutti si sorpresero di quanto anche l'ospite gradisse la zuppa di fagioli mung!

Levi Lieske e Rosco

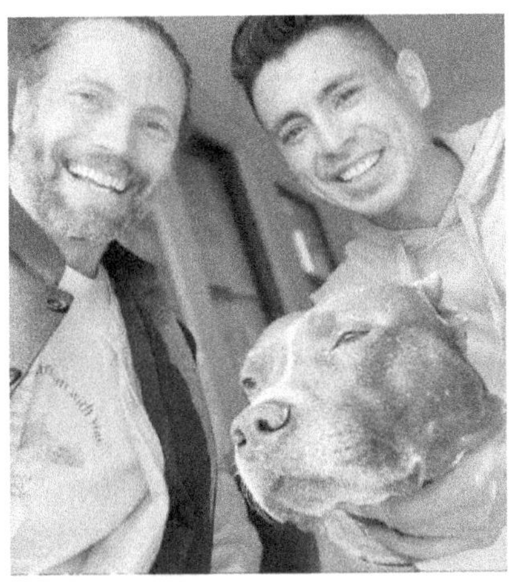

Nell'aprile 2020, nel mezzo del lockdown, il mio amatissimo cane Rosco, un Pitbull, si trovò ad affrontare un problema di salute. Per eccesso di precauzione e per i timori causati dalla sua razza, fu pesantemente sedato e gli fu fatto il vaccino antirabbico per sottoporlo ad una radiografia di routine alla zampa. Il trattamento fu una benedizione perché, inaspettatamente rivelò un problema nascosto: si era formata una massa nel suo stomaco in precedenza non scoperta, visibile nell'ecografia come una escrescenza della grandezza di una prugna che premeva sugli organi interni, ostacolandogli la defecazione.

Le condizioni di Rosco erano disperate, con una temperatura corporea che saliva pericolosamente a 40.2 gradi e un tremito di dolore costante. La prognosi del veterinario era nera e il suo consiglio di sottoporlo a costosa e rischiosa operazione chirurgica mi lasciarono in uno stato di disperazione. Tuttavia, ispirato dalle storie di recuperi miracolosi attraverso i rimedi naturali, mi imbarcai in un audace cammino alternativo di guarigione.

Avevo sentito dei successi di un dottore polacco nel contrastare i malanni con succhi biologici crudi di verdura e un caso simile di un cane con un tumore al cuore che era stato trattato così. A Rosco, che non era in grado di mangiare ma voleva solo bere, usando una pipetta dosatrice, diedi acqua alcalina con una mistura di succo di barbabietola, radice di bardana, zenzero, broccoli, ravanello, spinaci, prezzemolo e olio di semi neri. La mistura aveva lo scopo di alcalinizzare il suo corpo e contrastare gli effetti acidificanti del vaccino e della sedazione.

Mentre Rocco combatteva, avevo il cuore pesante per il senso di colpa e la preoccupazione. Seduto di fianco a lui, nell'istante in cui incrociammo gli sguardi, fece passare la mia mente dalla paura alla speranza. Mi rivolsi al mio diario di gratitudine, raffigurai Rosco sano e vibrante, come era una volta in passato…. usando la mia visualizzazione, ricordai quando Rosco era sano, e com'era e come ci si sentiva a giocare con lui. Questa pratica trasformò la mia paura in un'anticipazione piena di speranza.

Il sesto giorno di questo regime, la temperatura di Rosco iniziò a scendere significativamente. Riprese a mangiare e dopo, circa al giorno 6 (qui si richiede fede e vera speranza), la sua temperatura scese e fu finalmente in grado di defecare, questo portò ad una significativa riduzione nella massa nello stomaco.

Prima che non si dica, Rosco ritornò ad essere quel cane giocoso che saltava e correva, proprio come avevo visualizzato nel mio diario. Questo viaggio di guarigione, ora che sono passati tre anni e mezzo, rimane una profonda testimonianza di speranza, di guarigione naturale e del legame indistruttibile tra un animale e il suo proprietario.

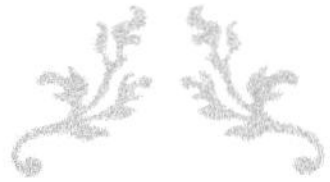

"Non importa quanto è grande il problema o la difficoltà, non abbandonare mai la speranza."

Baba Ramdas, maestro del dottor Naram
dagli Antichi Segreti di un Maestro Guaritore, pag. 190

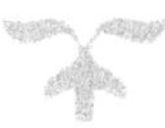

Carol Ray e Osi

Gli antichi segreti ci dimostrano che siamo tanto più efficaci quando diamo il nostro 100%. Niente multitasking. Mettete giù il telefono, state in presenza e date il 100% di attenzione al compito che state svolgendo.

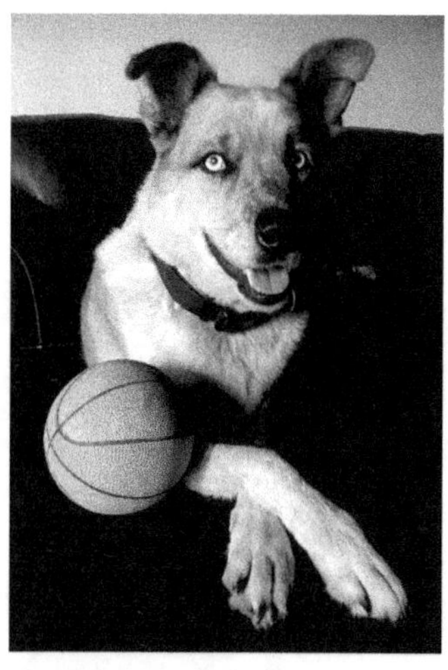

Questa è stata per me un'immensa lezione e ha fatto una differenza tangibile nella relazione con Osi, il mio bimbo peloso. È un cucciolo consanguineo con bisogni speciali che ho adottato a 5 settimane quando la sua giovane madre di razza Red Heeler smise di allattarlo. Aveva solo 7 mesi di età quando partorì, una gravidanza accidentale a causa del cane di una fattoria vicina, di razza Catahoula. L'intruso non solo era imparentato con Osi, ma anche il suo nonno!

Il Catahoula, che prende il nome dal lago nello stato della Lousiana, è un cane da lavoro, spesso usato per uccidere le scrofe selvatiche nei ranch del Texas e noto per la sua forza fisica.

Osi mostrò la sua aggressività quando aveva solo pochi mesi di età. È un dosha Pitta e decisamente un maschio alfa. Aveva meno di un anno la prima volta che mi morse malamente, il che fu una dimostrazione di territorialità, a causa di una infezione non rilevata alla vescica. Ci vollero due uomini ben piazzati per portarlo nella sua cuccia fino dal veterinario, con lui che ringhiava, grugniva e attaccava la gabbia.

La veterinaria prescrisse degli antibiotici, ma raccomandò di sopprimerlo a causa della sua aggressività. Lei personalmente non l'avrebbe più trattato e dubitava che qualsiasi altro veterinario l'avrebbe fatto.

Ci volle una buona dose di coraggio ad adoperarsi per la sua guarigione, ma l'abbiamo fatto. Lo portai ad una scuola di addestramento per cani, ma l'addestratrice lasciava che si strozzasse con il collare e il guinzaglio quando lei lo tirava, facendogli pressione sul collo! Non potevo sopportarlo e dissi che non era lei l'addestratore di cui Osi aveva bisogno.

Non mi arrendo mai con le persone o con gli animali domestici solo perché sono difficili. Trovai un addestratore amorevole che aveva un Catahoula e mi insegnò per primo a leggere il linguaggio del corpo del cane: osservare la posizione delle sue orecchie, la posizione della coda e la postura in generale. Osi era veloce nello studio e amava apprendere. Imparò molto bene ad andare al suo posto, sedere, stare, lasciare l'oggetto, sdraiarsi, fare il morto, andare a prendere, mollare, parlare, sussurrare e molto altro. Ora ha dieci anni, non ha mai avuto un incidente in casa, mi ha salvato 3 volte dai serpenti a sonagli e mi fa regolarmente ridere con i suoi scherzi. Ha perso il controllo e ha morso 4 volte.

Il terzo incidente avvenne nel 2021 perché avevo estratto il tagliaunghie e toccai la sua zampa con le mie dita. I suoi morsi mi provocarono delle brutte ferite sulle braccia e sulle gambe. La mia anima soffriva per ciò che sentiva come un tradimento del mio miglior amico.

Lui era così dispiaciuto. Riusciva a malapena a tenere il contatto degli occhi, non mangiava. Quando gli si offriva uno snack, esitava, poi distoglieva lo sguardo. Guardava indietro, guardava me, mi leccava la mano e con molta delicatezza prendeva lo snack dalla mia mano e lentamente se ne andava.

Il mio umore era ancora piuttosto basso, nei giorni successivi. Cercai un sostegno mettendomi in contatto con il dottor Clint Rogers, autore del libro *Gli Antichi Segreti di un Maestro Guaritore*, nella cui comunità, unita dall'amore, trascorrevo il mio tempo libero facendo volontariato, offrendo qualsiasi capacità potessi avere. Gli raccontai che le mie ferite ed escoriazioni sarebbero guarite, ma stavo realmente lottando con la mia paura.

Egli disse che conosceva bene una persona che era una straordinaria maestra di Reiki per animali. Mi diede il nome, la chiamai e presi un appuntamento per Osi. Conosco molto bene l'enorme potere guaritore del Reiki, anche se non ne avevo esperienza con gli animali domestici.

La sessione andò molto bene. Mi sedetti nelle vicinanze, tenendo uno spazio e mandai amore al mio amato Osi. All'inizio, sospirava e respirava superficialmente. Sembrò rilassarsi dopo alcuni minuti e si girò su un fianco. Il respiro rallentò e sembrava ricettivo.

Dopo la sessione, la maestra Reiki mi chiamò e disse che inizialmente, Osi non era interessato alla sessione. Diceva a se stesso che era un cane cattivo e che non sapeva come fosse successo; aveva proprio perso il controllo. Ed era così tanto dispiaciuto.

Dopo questa spiegazione, ella aggiunse, che tra noi c'era un'anima bisognosa di aiuto. Mi chiese se conoscevo una persona con quel nome. Risposi di sì, faceva parte della Comunità degli Antichi Segreti. Si era iscritta in una classe, ma stava lottando con la depressione e la malattia.

Dopo aver dedicato a Osi del tempo per coccolarlo, dargli amore, lui ne uscì fuori e io mandai un messaggio alla persona il cui nome era uscito nella sezione di Reiki per Osi. Ella mi richiamò e fu una meravigliosa conversazione, da cuore a cuore. Mi confidò che molto del suo dolore proveniva da abusi fisici di quando era bambina, era stata affidata ad un orfanotrofio perché sua madre non poteva permettersi di prendersi cura di lei. L'abuso era iniziato in età molto giovane e sfortunatamente era continuato quando era stata adottata. Scappò di casa molto giovane.

La sua storia era quasi esattamente la stessa di Denny Dalkin, possa riposare in pace, che scrisse un libro sulla sua storia intitolato *L'amore è la sola Verità*. Riuscii ad organizzare una sessione di consulenza per la donna sofferente il cui spirito si era presentato nella sessione Reiki per Osi, che mi stava aiutando a guarire dalla mia paura!

Dopo la sessione con Denny, la mia amica disse che in dieci minuti di tempo si era sentita più compresa di quanto non fosse mai stata in tutta la sua vita. Oggi sta molto bene e mi rende così felice sentirla, ogni volta.

Persino il morso di un cane può essere usato come dono dal Divino!

Io continuo ad amare Osi, gli do il ghee tutti i giorni, e la mia totale attenzione al mattino, alla sera e tanto amore incondizionato.

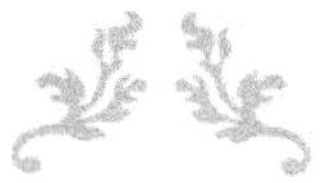

"Qualunque cosa tu faccia nella vita, falla al 100%."

dottor Pankaj Naram

dagli Antichi Segreti di un Maestro Guaritore, pag. 77

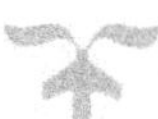

Lisa Lowe - Il dottor Naram al Salvataggio Animali

Come ho incontrato il dottor Naram: da una ricerca su Google su un argomento di salute. Volevo saperne di più su questioni prettamente femminili, così feci qualche ricerca e il suo nome saltò fuori. Guardai alcuni dei suoi video su YouTube sulla menopausa e su come alcune donne uscivano dalla menopausa e rimanevano gravide. Pensai che ciò fosse affascinante: ho sempre pensato che potesse esser vero. Avevo sentito di altre persone che sono state in grado di invertire la menopausa e ora quest'uomo su YouTube che lo sostiene. Guardai meglio e giunsi al suo sito web, vidi che sarebbe arrivato a Los Angeles (California) due settimane dopo, così immediatamente presi un appuntamento per me, mia mamma e mia figlia. Quando lo incontrai per la prima volta, mi sentii così bene, anche se rimasi con lui solo 10 minuti.

Solo il fatto che il dottor Naram mi chiedesse che cosa volessi realmente mi aiutò: che fosse un estraneo a chiedermelo. Ma non arrivavo da lui nello stadio di persona disperata. Il dottor Naram si presentò a me come se io gli importassi molto e meritassi di essere ascoltata e vista. Era in grado di vedere anche i desideri e la sofferenza delle persone. Mi chiese che cosa volessi e io glielo dissi; gli parlai anche dei miei animali. Sembrò emozionarsi molto, e penso che quando un estraneo si comporta in questo modo verso di te, accende qualcosa in te e credo che lui lo sapesse. Sapeva di sapere. Sapeva cosa fare.

Così, fui affascinata e volevo saperne di più.

Seppi che sarebbe ritornato a breve. Prenotai ancora e poi portai mia mamma, mia figlia, mio genero. Vennero tutti. Mandai più persone che potei. Portai la mia famiglia. Ero davvero interessata a quello che il dottor Naram offriva.

Incontrai anche il dottor Clint ed ero curiosa di conoscere tutte le informazioni che riuscivo a captare dai loro insegnamenti!

Avete intenzione di insegnare? Avete intenzione di insegnare?

Dissero che stavano programmando una scuola in Germania e io immediatamente mi iscrissi benché non avessi in realtà tutti i soldi sufficienti, ma trovai un modo di poter andare là.

Fu molto emozionante, anche se stavo attraversando dei momenti che mi mettevano alla prova.

Un'altra volta il dottor Naram venne a Los Angeles: salvò alcuni topini e io portai con me all'appuntamento un piccolo topo: pensò che fosse grazioso e gli piacque molto. Sono nel settore del salvataggio animali dal 2010: prevalentemente per cani, ma anche gatti e cavalli come pure ogni creatura vivente bisognosa di un po' d'aiuto. Ho sempre dato aiuto alle creature che ne avevano bisogno.

Portai anche i miei quattro cani. Uno aveva gravi problemi alla schiena, una aveva delle crisi epilettiche e un problema al cuore, un altro aveva un problema cardiaco e il quarto aveva qualche altro problema alla struttura delle ossa.

Il dottor Naram era veramente occupato. Rimanemmo fino alle 3 del mattino e lui lavorò sui miei cani di fronte a tutti. Tutti rimasero fino a tardi. Lui lesse i loro polsi e gli fece degli aggiustamenti e dei Marmaa. Mi diede una formula per ognuno e incluse delle compresse detox. Quando io le prendevo mi causavano i crampi all'intestino e dovevo evacuare piuttosto in fretta. Una volta che il vostro corpo si abitua, non avrete più questa sensazione.

Però, pensai che, fosse strano darle ai miei cani, ma poi capii che era per rimuovere tossine, acidi e l'Aam accumulato.

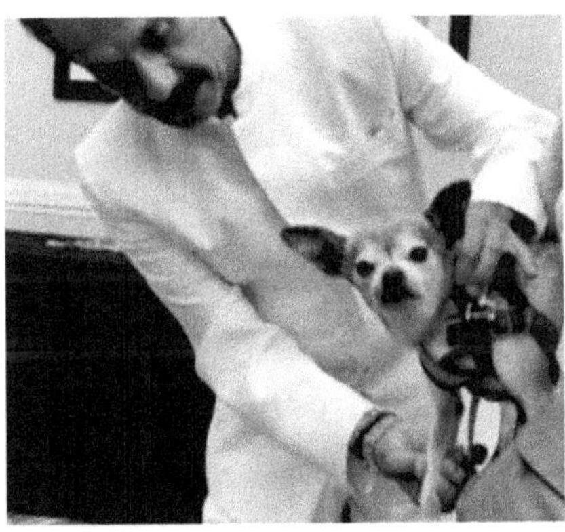

Diedi a tutti loro le erbe e il detox. Il mio cane di nome Corbin aveva un'aspettativa di vita di meno di un anno e tuttavia visse per altri sei anni, il che andò piuttosto bene per la sua situazione; così visse fino ad un'età media per un cane.

Il mio cae con problemi alla schiena ed altri, fu anche lui detossinato e di fatto visse più a lungo di quanto vivesse un cane grosso, specialmente con problemi alla schiena, ma ci attenemmo a cibi freschi, alle formule di detox e le altre erbe adatte a queste problematiche.

Facemmo tutto questo anche con il mio cane che aveva le crisi epilettiche, le erbe e la formula detox prescritte furono super efficaci. Ebbe delle crisi occasionali, ma non frequenti come le aveva prima. Fu un grande sollievo.

Tutti i cani migliorarono decisamente. Probabilmente avrei potuto spingermi anche più in là.

In quel momento della mia esistenza, la mia vita stessa era sovraccarica di emozioni e di traumi familiari, cosicché tutte le cose che accadevano dovevano essere risolte prontamente; e qualche volta, quando si sta guarendo, vengono fuori più cose da guarire.

Per me, uno dei principali obiettivi del mio mondo era solo di stare in un ambiente incontaminato, pulito, riservato, con me stessa e qualunque essere animale che fosse presente intorno a me. I trattamenti del dottor Naram migliorarono la qualità e la quantità del tempo nella vita dei miei cani e penso che in realtà avrebbero potuto vivere anche più a lungo se avessi fatto progressi un po' più rapidi nella mia situazione. Ma, lo sapete, siamo tutti nel circolo della vita e andiamo avanti meglio che possiamo, dove ci troviamo. E questo mi rende molto grata.

Che la vita dei miei cani sia stata protratta e che loro fossero più felici, si sentissero meglio e avessero più gioia è la cosa più importante. È questa la qualità! Qualità di vita e del sentirsi bene.

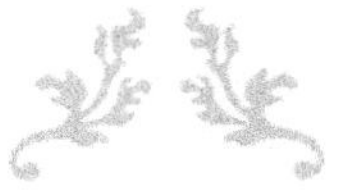

"Quando si ha un desiderio ardente,

con grande fede, impegno e disciplina,

allora tutto è possibile."

Baba Ramdas, maestro del dottor Naram

dagli *Antichi Segreti di un Maestro Guaritore*, pag. 160

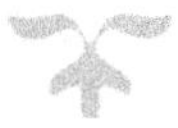

Esther Wolkowitz e Mamacita

Un po' di conoscenza e la capacità di avere fiducia dove ci troviamo nel processo di apprendimento, possono creare miracoli.

Durante il Corso Immersivo (*degli Antichi Segreti*), avevamo il compito di ascoltare una registrazione del dottor Naram nella quale descriveva uno dei rimedi casalinghi per aiutare una persona con gonfiore. Due settimane dopo, andai in visita ad un amico nel suo ranch. Adoro tutti gli animali che si trovano nel ranch.

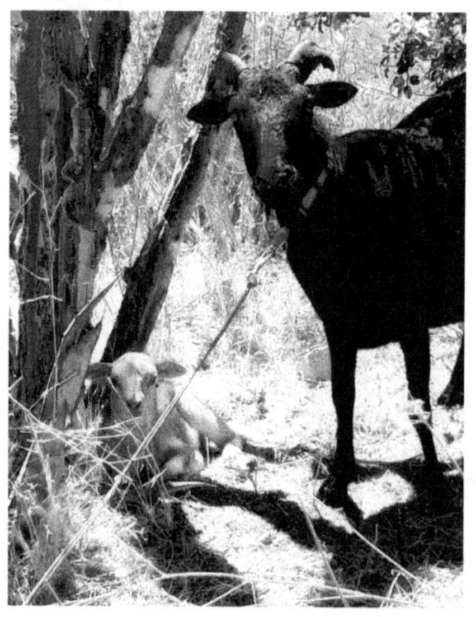

Quando uscii a vedere le capre e le pecore, il mio amico mi raccontò che una delle sue pecore, che in quel momento era gravida, sembrava avesse del gonfiore. È questo un fattore che può portare le pecore alla morte. L'animale era rimasto in piedi immobile per circa 24 ore, senza mangiare o bere. Pensai immediatamente alla registrazione del dottor Naram e al suo rimedio per i gonfiori. Decisi che non avevo niente da perdere e che avrei fatto del mio meglio per aiutare questa pecora, che affettuosamente chiamai Mamacita.

Andai in casa e cercai la registrazione del dottor Naram. Raccolsi tutti gli ingredienti che riuscii a recuperare in cucina e mi affidai all'improvvisazione per stabilire la quantità necessaria. Mamacita non aveva un ombelico dove applicare il rimedio ed era un bel po' più grande di un essere umano. Non misurai nessuno degli ingredienti. Con ciò che avevo disponibile, feci quasi una tazza di impasto. Per esempio, non avevo l'assafetida. Spremetti una cipolla e dell'aglio e aggiunsi la curcuma.

Le lezioni che ho Imparato:

- Fai una prova con tutti i rimedi e improvvisa le ricette!

Massaggiai l'impasto sul ventre di Mamacita per circa 20 minuti, sfregando con movimenti circolari. Lei non si mosse e non tentò di andarsene. Il mio amico, molto scettico, diceva: "Beh, o questo le fa qualcosa, o domani mattina sarà morta in ogni caso."

Dopo il massaggio rimanemmo lì a guardare Mamacita. Per la prima volta nella giornata, si era sdraiata! Le portai una ciotola d'acqua e lei bevve un paio di sorsi. Qualcosa era cambiato. Dato che ormai era notte, la lasciammo e andammo in casa. Per me fu una notte agitata.

Alle prime luci uscimmo di casa per andare al suo ricovero e trovammo che Mamacita si era mossa ed ora stava in piedi vicino all'abbeveratoio. Suo figlio, di una gravidanza dell'anno prima, era al suo fianco. Non appena ci avvicinammo a guardare, il figlio uscì verso il recinto esterno e Mamacita lo seguì! Sentii che stavo assistendo ad un miracolo. In qualche modo, ero stata in grado di aiutare. Mamacita andò avanti nella gravidanza e partorì suo figlio tre settimane dopo.

Le lezioni che ho Imparato:

- Fare un file elettronico dei rimedi sul telefono

- Non aver paura di provare qualcosa di nuovo sugli animali

- Non aver paura di usare e affidarsi alla propria intuizione per fare degli aggiustamenti o cambiamenti nei rimedi se non si dispone degli ingredienti esatti. (Pensare alle proprietà e agli scopi di ciascuna delle spezie come avete appreso durante il corso.)

- Essere pronti a vedere miracoli!

- Non scoraggiarsi se qualcosa non funziona. È un processo di apprendimento.

- Cipolla e aglio vanno bene per una mistura di massaggio, ma non devono essere dati come cibo alla maggior parte dei nostri animali domestici.

Jayna Taylor e Oakley

"È un cagnolino così bravooo!!!" il suo nuovo toelettatore me lo confermò sinceramente. "È così pieno di vita! Non immagineresti mai che abbia 14 anni!"

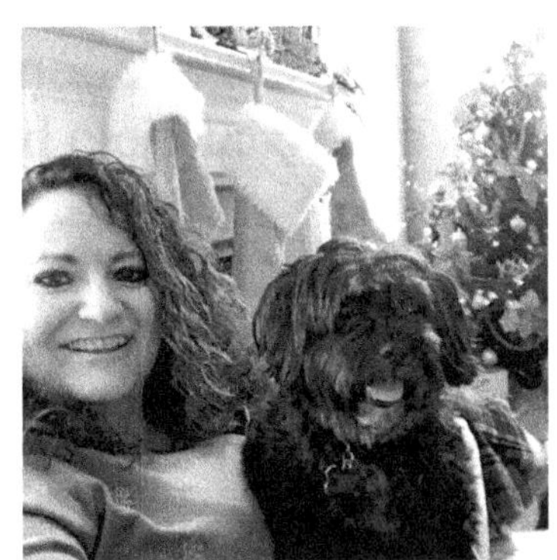

Annuii con la testa, ero d'accordo e il mio cuore sapeva che era vero. È quello che generalmente sento quando le persone conoscono Oakley. È una palla di pelo felice e saltellante che porta in bocca un giocattolo di peluche quando è felice!

Oakley è nato a marzo 2009. È un raro barboncino nero Shih Tzu- Maltese. Mia figlia lo aveva adottato nella speranza che sarebbe stato della taglia di cane da borsa. Sognava di portarselo dietro come compagnia, dovunque andasse. Oakley superò la taglia della borsa, dato che ha più il corpo dello Shih Tzu, circa 8 kg.

Da cucciolo Oakley a casa era molto attivo dato che aveva due fratelli più vecchi, boxer. Charley e Boomer erano alti 5 volte l'altezza di Oakley, erano grossi e gentili.

I tre cani erano grandi amici! Di regola Oakley giocava e andava sotto le loro lunghe gambe e veniva accidentalmente calpestato, tanto era più piccolo degli altri.

solo il suo "pomo di Adamo". Sembrava che non le desse fastidio, e in realtà le piaceva che glielo strofinassimo e lei vi si appoggiava sopra. Solo dopo un paio di settimane e alcune ciotole di zuppa, io e mia figlia notammo entrambe che Tiki sembrava più contenta. Quando le accarezzai la gola, notai che il grumo se ne era completamente andato!

Ricky, il cane più anziano aveva occhi molto scuri e dopo aver mangiato la zuppa, gli occhi si sono schiariti da neri a marrone e sono diventati più brillanti. Ha l'artrite nell'anca posteriore e sembra che si senta molto meglio quando mangia la zuppa di fagioli mung è più attivo e più felice.

I cani sono tutti e due piccoli, cosicché di solito io do loro una piccola quantità (da un quarto a mezza tazza) poche volte la settimana e il loro pelo è così splendente adesso! Sono anche molto più attivi e giocosi! La zuppa di fagioli mung contiene tantissime verdure (niente aglio o cipolla), erbe e ghee (grassi buoni), quindi rimuove l'infiammazione sia negli animali che negli umani.

I nostri cani diventano matti quando è l'ora di mangiare la zuppa! Abbiamo persino insegnato a Tiki, la nostra Chiweenie, a dire "mooong!" Di solito io la mischio con poco pollo o il loro mangime secco per cani abituale (senza grano). Usate la vostra intuizione per alimentare i vostri animali e vedrete risultati sorprendenti!

Punam Patel: Reiki e Luna

Come Master Reiki, ho lavorato con molti diversi animali nel corso degli anni. La guarigione energetica è stata uno dei più grandi antichi segreti ed è molto potente e facilmente accessibile a tutti.

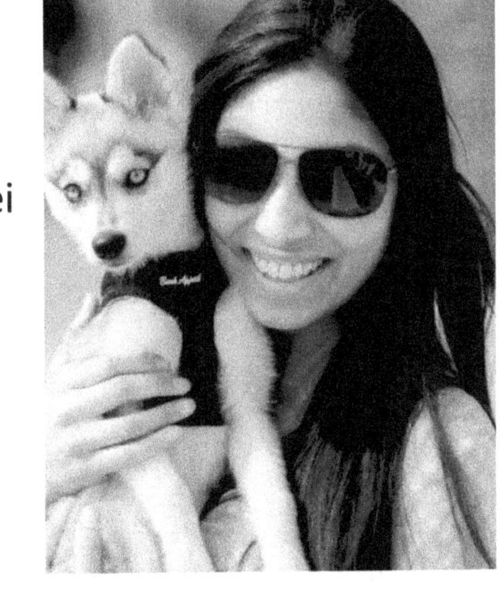

Il Reiki è la forza universale della vita, conosciuta anche come energia; ha molto nomi, prana, chi, ki e luce, solo per nominarne qualcuno.

Siamo tutti nati con questa forza universale di vita in noi. Siamo nati come un'orchestra sinfonica perfettamente accordata. Neonati e bambini sono il miglior esempio di questa forza di vita, dato che fluisce completamente attraverso di loro e li rende capaci di stare nello spazio di amore e gioia. Vedrete, persino quando si fanno male o sono colpiti da qualcosa, a differenza degli adulti, sanno scrollarselo di dosso molto velocemente e ritornare al loro stato originario di amore e gioia. Tutti abbiamo visto un bambino passare all'improvviso dal pianto al sorriso e alla risata in pochi secondi.

Nel tempo, a causa delle programmazioni e dei condizionamenti in noi, la nostra orchestra sinfonica perfettamente accordata, diventa "fuori tono". Quando un'energia stagnante ci entra nel corpo, i nostri chakra si bloccano. Quando i nostri chakra smettono di vorticare, lo stesso fa l'Energia Universale, di conseguenza, noi non fluiamo più in armonia con la natura, e questo causa stress e ansietà. Accade lo stesso agli animali. Essi pure sono nati da questa forza di vita universale e come entra un'energia stagnante, anche loro si bloccano, e questo causa malessere, malattia e stagnazione.

Come Master Reiki, ho la capacità di attingere al campo energetico sia di umani che di animali. Con gli animali, questo mi ha consentito di comunicare con loro, chiedere loro che cosa stanno provando o semplicemente essere in grado di riferire messaggi a loro e fargli sapere che sono al sicuro e amati. Sono stata in grado di scoprire la causa di qualunque disagio in cui si trovavano e, cosa più importante, far ritornare l'energia universale nel loro corpo, che poi spinge fuori l'energia stagnante e inizia a far girare di nuovo i chakra. Quando questi fluiscono in armonia con la natura, la malattia non può più entrare nel loro campo.

Credo veramente che tutti noi abbiamo la capacità di canalizzare l'energia di guarigione dentro i nostri animali. La forza universale di vita vive dentro noi ed è ciò di cui siamo fatti. Persino quando è stagnante è dentro di noi, aspetta con pazienza, come un serpente dormiente, di dipanarsi e salire ai nostri comandi. Come? Beh, l'energia fluisce dove va l'attenzione. Sì, è così semplice, manda la tua attenzione dovunque tu voglia che vada questa forza universale di vita nel tuo animale e immaginala come una bellissima luce bianca, splendente e luminosa come la luna piena. Poi, pensa un momento dove hai provato amore e beatitudine. Sentirai cambiare la tua intera vibrazione quando ti sintonizzi su questo. Ora hai aperto il canale per far fluire questa energia da te al tuo animale.

Luna, la mia Alaskan Klee Kai, soffriva di ansia, proprio come tanti altri animali domestici. Ho incanalato l'energia reiki dentro di lei per anni. Ho trovato che aiuta a calmarla e a sollevarla dalla sua ansia e inquietudine.

Ho lavorato con molti animali, dai cani che manifestavano aggressività e attaccavano, a cavalli che soffrivano gravi dolori, a molti animali malati che soffrivano di diverse malattie. Una cosa che avevano tutti in comune era il puro amore per il loro genitore umano. Quando erano ammalati o nei loro ultimi giorni, la preoccupazione di lasciarsi dietro il loro genitore superava il loro dolore e anche la paura di morire. È una delle forme più pure di amore a cui io ho avuto l'onore di assistere.

L'amore che provate per il vostro animale è la porta di entrata per la loro guarigione. Attraverso questo amore l'energia universale fluisce attraverso di voi direttamente dentro di loro. Mandate la vostra attenzione dovunque possano aver bisogno di guarire, tenete sopra le mani, oscillando sul punto dove è necessario, poi visualizzate quella bellissima luce bianca e lasciatela fluire attraverso di voi. Mantenete l'attenzione sul punto dove volete far andare l'energia.

Ricordate che l'energia fluisce dove va la vostra attenzione. Fate dei pensieri puri di amore: questo rafforzerà il canale e farà salire le vibrazioni del vostro animale alle frequenze più altre di amore e luce.

Non c'è maggiore guarigione dell'amore.

---Punam Patel: Ipnosi Avanzata e Ipnoterapia, Reiki e Regressione - Los Angeles, California

http://punampatelhypnotherapy.com

punam@Punampatelhypnotherapy.com

Dr. Stephen Wechsler e Hank

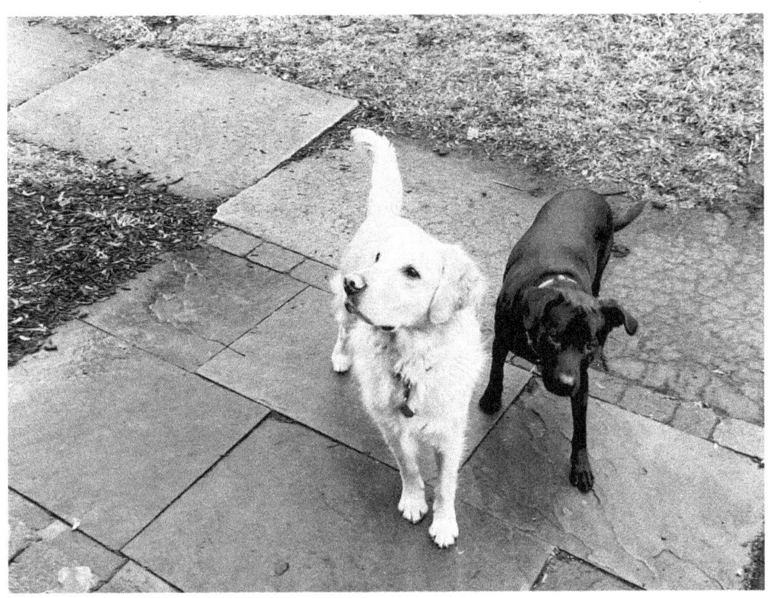

dottor Stephen Wechsler: drsteveradio@gmail.com

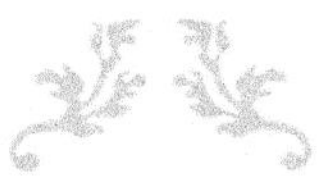

*"La socializzazione è importante
per gli animali come per le persone!
Aria aperta e sole sono i rimedi migliori.*

Dottor Stephen Wechsler

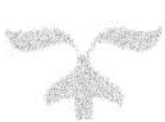

Vinay Soni e le Storie del dottor Naram con gli Animali

Il dottor Naram salva un Husky

Questa è una storia che successe intorno al 2004 o 2005 e riguarda il dottor Naram e un cane Husky. Un giorno il proprietario della Fondazione Rifugio del Cane venne nello studio del dottor Naram e gli disse: "Ho portato un cane molto malato. Potrebbe fargli un controllo?"

Portò il cane Husky dentro la clinica Malad alla Ayushakti e sollevò una coperta per mostrarlo al dottore. Quando lo vedemmo, constatammo con molto dispiacere quanto quel cane era pericolosamente sottopeso. Gli si potevano facilmente vedere le costole. Tentava di grattarsi sulla schiena, dove aveva la pelle secca e infiammata, ma non ci riusciva: era troppo debole. E inoltre continuava a tremare.

Il dottor Naram gli fece un controllo e disse che aveva dei parassiti, un'infezione batterica e un sacco di problematiche di pelle sul dorso, oltre ad una bassa immunità.

Lentamente il dottor Naram iniziò il trattamento, applicando la Lozione Sudarun e la crema Sepnil e, naturalmente, la crema Skin Tonic. Diede rimedi come Suniram, Immuno, Skin Tonic, Kaishore Guggul e Virechan. A causa del tanto calore che aveva nel corpo, il cane si scuoteva/vibrava per fare in modo che il movimento facesse passare e rimuovesse le tossine.

Come cibo, il dottor Naram disse di dargli un rimedio casalingo: un cucchiaino di ghee mischiato con un quarto di cucchiaino di pepe nero in polvere. Raccomandò anche di dargli del ghee in più nel cibo e più polvere di curcuma, dato che questa avrebbe aiutato a guarire la situazione della pelle.

Dopo un anno e qualche mese, al cane ricrebbe del pelo nuovo e folto, come a un cane in salute. E fu allora per la prima volta che venni a conoscenza di come DOVEVA essere un cane Husky e fummo veramente felici nel vedere i suoi progressi di guarigione.

Questa storia mi trasformò. Fui così commosso nel vedere come il dottor Naram amava quell'animale. Quando vedemmo quell'Husky per la prima volta, sentivamo che avrebbe potuto morire da un momento all'altro. Era talmente magro, ossuto e debole che non riusciva neanche a toccarsi la schiena e tremava così tanto a causa della sua bassa immunità. Ma tutto questo ora era passato, grazie a questi antichi segreti del dottor Naram.

Il dottor Naram e un Cane chiamato Sheru

All'inizio della sua pratica, il dottor Naram vide un cane che chiameremo Sheru. Questo cane aveva una dolorosa artrite, quindi non poteva muoversi, se qualcuno si avvicinava abbaiava a gran voce e disturbava tutte le persone intorno.

Il dottor Naram si avvicinò a Sheru molto lentamente e con amore, fece una Marmaa e gli controllò il polso. Trovò che Sheru aveva una grave e dolorosa artrite nei legamenti, che era il motivo per cui abbaiava.

Il dottor Naram iniziò un trattamento per lui dandogli *Sandhiyog*, *Painmukti M.J.* e *Painmukti Sandhical*. Questi integratori unitamente alle modifiche nella dieta fecero una grossa differenza. Il dottor Naram consigliò ai proprietari di Sheru di dargli il ghee con la curcuma e un pasto di fagioli mung o di Kitchari. Gli diedero semi di sesamo macinati con il calcio naturale in modo che i suoi legamenti e le sue ossa divenissero più forti. Tutte queste cose combinate in modo tale che il cane si liberò dal dolore e dalla rigidità dell'artrite.

Il dottor Naram e la gattina che non riusciva a defecare

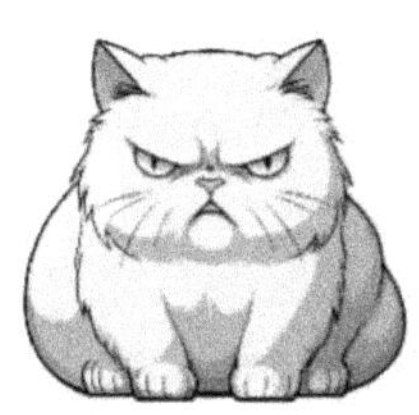

Questa gattina di nome Daisy aveva un sacco di problemi di gas e una spiacevole situazione di stomaco. A causa di ciò, Daisy era solita mordere tutti e tutto quel che si avvicinava a lei. Il dottor Naram, come sempre, le si avvicinò con molto amore! Fece il Marmaa così lentamente che la gatta divenne calma e tranquilla. Il dottor Naram scoprì che era costipata e gonfia. Ecco perché si comportava così male!

Il dottor Naram le prescrisse *Amrutas*, *Anulom*, *Gasmukt*i e *Blis*. Inoltre, per la costipazione *Amrutadi Churna* per favorire il transito e, molto lentamente, Daisy rilasciò tutta la costipazione e si liberò dal gonfiore e dal disagio. Daisy era ancora in vita e in salute, quando la vidi l'ultima volta nel 2018.

Era così adorabile. Con il miglioramento della salute, migliorò anche la qualità del suo pelo, perché il dottor Naram diceva che una situazione di Vata alto, influisce sul pelo degli animali proprio come succede con le persone.

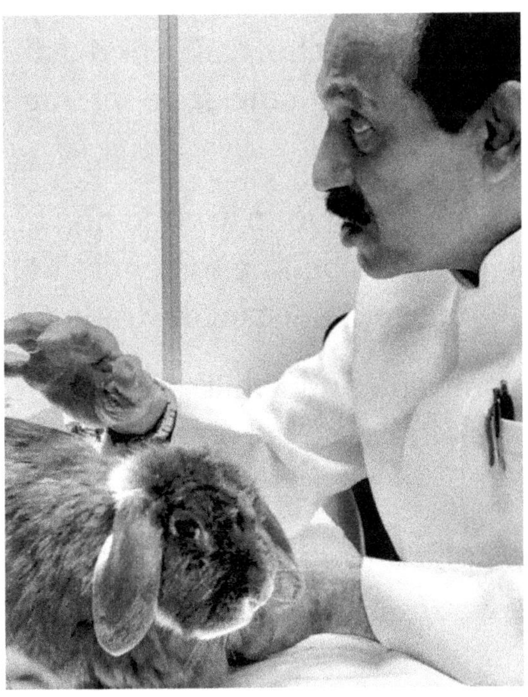

Il dottor Pankaj Naram, mentre legge il polso
di un coniglio

Mirayah e i Cani di Strada in India

Durante il nostro corso *Miracle Experiment Game,* venivamo incoraggiati a dare il benvenuto all'ospite inatteso come se il Divino ci avesse fatto visita o ci avesse mandato una lezione da imparare.

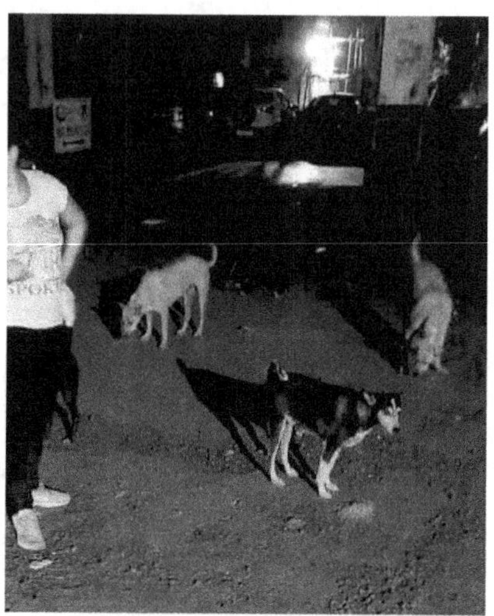

Parte dell'attività era di andare a cercare vacche, cani, corvi o altri animali bisognosi e dar loro da mangiare o interagire garbatamente con loro.

Per le persone che vivono in zone non accessibili agli animali, una possibilità è sostenere Mirayah che nutre e si prende cura dei cani di strada a Mumbai.

Le donazioni sono deducibili dalle tasse quando vengono fatte attraverso la Fondazione Antichi Segreti:

www.AncientSecretsFoundation.org/product/atithi-devo-bhava-donation/

Mike e i Cani del Pashupatinath del Nepal

Nell'aprile 2023, il dottor Clint Rogers e altri 15 del suo gruppo di tour del Nepal visitarono l'Ashram Pashupatinath dove diverse centinaia di cani di strada sono stati salvati, e vengono sfamati e curati da Aghori e Naths.

Il loro cibo è fatto di riso, verdure fresche e pollo. Viene cucinato fresco tutti i giorni e i cani devono aspettare che si raffreedi prima di poterlo mangiare.

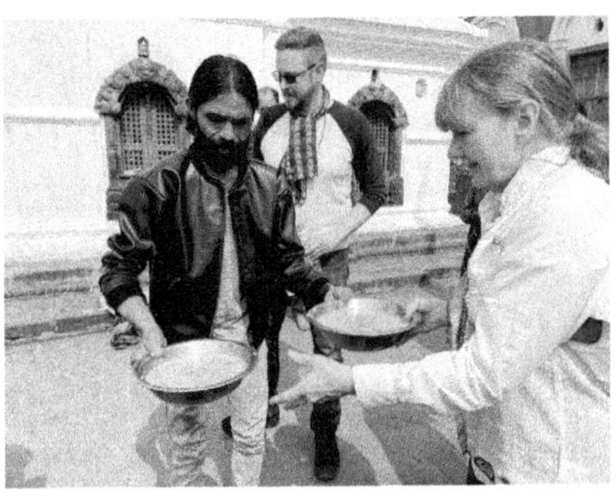

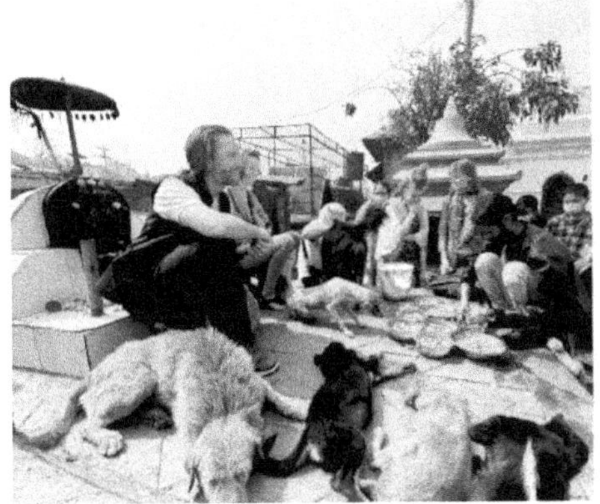

I cani dimostrarono un notevole contegno mentre pazientemente aspettavano il segnale di Mike che il cibo era abbastanza freddo per essere mangiato

Salmo del Cane: io perdono

Sono un cane. Perdono senza che me lo chiedano.

Ti perdonerò prima che tu sia pronto a ricevere il mio sguardo, la mia lingua sulla tua mano. Non contratterò il perdono; non farò patti. Sei perdonato ancora prima che tu mi faccia male o gridi o mi abbandoni o mi ignori. Domani è un giorno nuovo. Stasera è già un tempo nuovo. Il sole non tramonterà sulla mia rabbia. Ti perdono, io sono tuo e tu sei mio. Abbiamo un accordo senza aver firmato un documento. Tu sai comprendere le parole che io non so dire, le frasi che non so scrivere. Prendimi per quel che sono. Sono un cane e perdono. Sento che è giusto perdonare. Non chiedo perché. Non mi addormenterò con il rancore.

Herbert Brokering, autore dei Salmi del Cane
www.augsburgbooks.com

Antichi Segreti e Cavalli

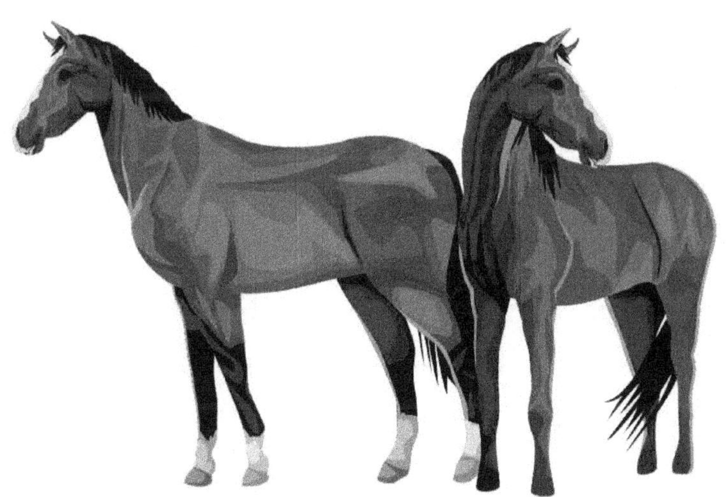

Peggy Coleman Taylor: Dobbiamo così tanto ai Cavalli

Il cavallo è il più grande erbivoro nativo del Nord America e, a tutt'oggi, è stato rilevato che ha vissuto oltre 50 milioni di anni. Tuttora nel mondo sono presenti più di 300 razze di cavalli. I cavalli sono stai usati per secoli nel trasporto, per il lavoro dei campi, persino per il servizio postale, con il Pony Express. Dobbiamo tantissimo al cavallo nello sviluppo della nazione nordamericana, specialmente nell'Ovest.

Il cavallo viene spesso chiamato il contadino della natura. Grazie al loro stomaco monogastrico, i cavalli non masticano i semi delle erbe spontanee che mangiano, così quando defecano, i semi escono interi, il che significa che vengono riseminati naturalmente, proprio come succede con gli elefanti.

Sia che il cavallo sia selvatico o domestico, grande o piccolo, quando avverte il pericolo scappa il più velocemente possibile, per indole naturale.

Sfortunatamente, molti cavalli sono confinati in aree ristrette chiuse da barriere e steccati e, se minacciati, possono solo impennarsi per difendersi. Dovremmo tutti rispettare i limiti di distanza individuali che ciascun cavallo può richiedere e, ogni volta che ci avviciniamo ad un cavallo che non conosciamo, per prima cosa chiedere il permesso al proprietario.

I cavalli sono molto protettivi verso la famiglia, e possiamo imparare moltissimo solo stando seduti ad osservarli. Osservate le orecchie di un cavallo; se sono tenute ritte con le aperture auricolari puntate in avanti, indicano allerta e concentrazione. Se le orecchie del cavallo sono piatte o puntate indietro, il cavallo potrebbe volervi dire che è irritato o si sente territoriale.

Nei cavalli selvatici le priorità sono la famiglia, la sicurezza ed il cibo. Ai cavalli si riconosce la capacità di aiutare le persone a guarire. Si dice che facciano da specchio alla vostra anima. Consideratevi fortunati ogni volta che state in compagnia di questi esseri centenari.

Storie di Cavalli di Ann Wilkinson

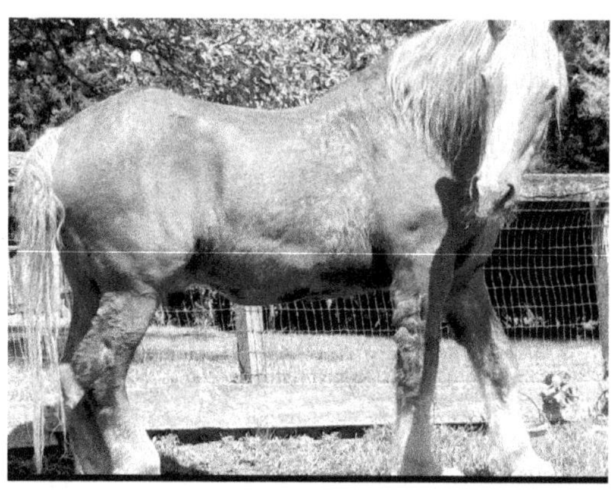

Mickey era un sorprendente cavallo da sella che veniva utilizzato per ippoterapia. Una volta avevo appuntamenti con un gruppo di bambini con gravi handicap che venivano da Philadelphia ed erano in super ritardo. Nessuno degli insegnanti che li accompagnavano aveva familiarità con gli animali perché venivano tutti dalla grande città. Erano ragazzi grandi, di circa 19 anni o più.

Dato che ci stavano mettendo tanto ad arrivare, la mia famiglia si stancò di aspettare. Si dispersero tutti per fare le loro cose e mi lasciarono sola. Mickey dovette caricare su di sé 12 persone che erano gravemente handicappate e di ossatura grossa Era moltissimo da chiedere a qualsiasi cavallo, figuriamoci ad uno anziano.

Anche se stava scendendo la sera, ero ferma e determinata che ogni ragazzo o ragazza avrebbe fatto il suo giro sul cavallo. Mickey si inginocchiò sul piede anteriore per aiutare a salire ognuno di loro. Non sapevo nemmeno che lui lo sapesse fare. Fu una delle esperienze più fenomenali della mia vita. Sono così felice di non aver cancellato la visita perché erano in ritardo.

Un giovane di questo gruppo osservò tutti questi incredibili fatti e mentre se ne stava andando, mi disse: "Posso venire qui a vivere con te? Puoi adottarmi e io potrei aiutarti a fare tutti i lavori!"

Questa cosa mi ha commosso fino alle lacrime per anni.

Mickey iniziò a sdraiarsi per terra nel campo senza riuscire a rialzarsi. Quando lo aiutavamo rialzarsi, tutte le sue ossa scricchiolavano rumorosamente e dovetti davvero rifletttere se fosse giunto il momento di porre fine alla sua sofferenza. Ad ogni singolo passo che faceva, tutte le sue ossa schioccavano come rami secchi, forse 10 o 20 volte ogni passo. Io mi trovavo nel bel mezzo del Corso dei 100 giorni degli Antichi Segreti e pensai, beh, se fosse un essere umano gli darei dell'olio. Che tipo di olio posso usare per un cavallo? Il giorno dopo andai al negozio di alimenti per animali e per caso stavano facendo una miscela per cani e cavalli. La proprietaria mi diede un olio misto di girasole, omega-3 e altre piante.

Iniziai a dargli circa mezza tazza al giorno e lo scricchiolamento rapidamente si ridusse del tutto. Visse ancora un paio di anni e fui persino in grado di salire sulla sua groppa e montarlo a pelo molto delicatamente una settimana prima che morisse all'età di 31 anni. Mi fa sentire così bene sapere che sono stata in grado di dargli sollievo e che gli ultimi suoi due anni di vita siano stati piacevoli. Le sue ossa, da fragili e scricchiolanti, passarono ad essere elastiche e lubrificate. Ne sono così grata.

Joy: Paint Quarter Horse

Ebbi un'altra straordinaria esperienza con i miei

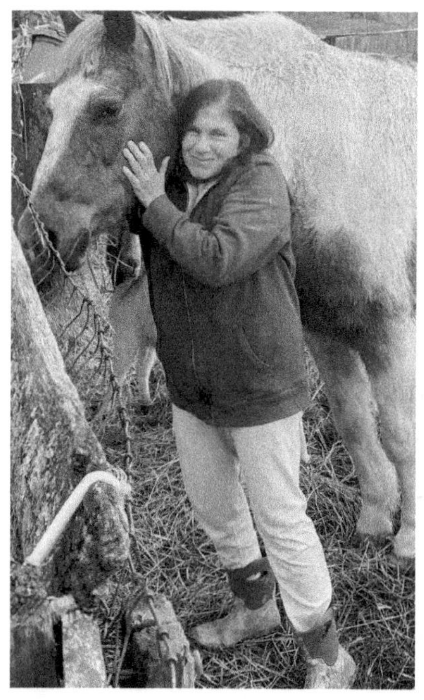

animali ed i rimedi. Avevo una vecchia bellissima cavalla paint salvata di nome Joy, che iniziò a stare sdraiata molto a lungo. Pensai che poteva essere il cuore e poi notai che gli zoccoli tendevano ad indebolirsi sul terreno più duro. Quando venne il maniscalco (una persona specializzata nella cura dei piedi), disse che pensava fosse una cosa detta laminite.

Nel mondo dei cavalli, a chiunque parli, quando menzioni la laminite, ti dicono di mettere a riposo il tuo cavallo (nel senso di fargli l'eutanasia). È l'inizio della fine, è terribilmente doloroso. L'opinione generale è che niente può aiutare un cavallo con la laminite.

Le diedi il rimedio omeopatico belladonna e
le misi la crema omeopatica Traumeel sui piedi.
Notai che si sdraiava un pochino meno e iniziava
ad avvicinarsi alla zona di alimentazione. Un
giorno, tuttavia, mi venne l'impulso di mettere della
curcuma nel suo cibo. Mi informai se fosse sicura
per i cavalli e dalla prima volta che la misi nella sua
razione, veniva a mangiare entusiasta e nitrendo!
Veniva dritta alla greppia e richiedeva il suo cibo!
E non si sdraiava più. Dal sesto o settimo giorno
di curcuma, iniziò ad alzarsi presto ogni mattina
chiedendo il suo cibo con curcuma. Lo divorava
letteralmente!

Qualche tempo prima avevo aggiunto dell'olio
alla sua alimentazione e raddoppiato la quantità di
olio di girasole, di cartamo e omega 3. Ora uso solo
l'olio e la curcuma e lei è così molto più felice.

L'omeopatia e l'Ayurveda hanno portato
tantissima speranza e coraggio nella mia vita. Mi
vien da piangere se penso alla sofferenza non
necessaria, quando qualche volta il rimedio è così
tanto semplice.

Rimedio: Le do un cucchiaio da tavola di polvere
di curcuma ogni giorno, ma ho iniziato con un
cucchiaino da tè e ho aumentato poco per volta. In
aggiunta, le do circa mezza tazza/tre quarti di olio,
due volte al giorno.

Aggiornamento: È successo più di un anno fa
e lei è ancora felice e sta in piedi. Se capita una

riacutizzazione, usiamo un rimedio per la fase acuta. Noi abbiamo ancora JOY (gioia) nella nostra vita e non abbiamo dovuto sopprimerla.

Lei è molto, molto dolce e va moltissimo d'accordo con i bambini piccoli.

Heidi Aden e Santana

I posti dove si cura tramite i cavalli e si pratica l'ippoterapia sono molto diffusi e possiedono documentate prove e testimonianze di aiuto alle persone con problemi fisici ed emotivi, specialmente nei bambini.

Quando ero più giovane, ho avuto alcune importanti operazioni chirurgiche.

A 12 anni, ebbi la fortuna di avere un cavallo solo mio, anche se era solo in "leasing" per alcuni anni, attraverso il programma 4-H, il programma giovanile nazionale degli Stati Uniti.

Sono consapevole che essermi presa cura di lui, in un periodo di molta frustrazione, mi ha dato uno scopo e una nuova prospettiva, solo per il fatto di doverlo accudire. Ho anche vinto alcuni trofei e coccarde nei concorsi ippici.

Scrivevo annunci per gli inserzionisti che offrivano ippoterapia sulla rivista che io e mia mamma pubblicavamo negli anni 80 e 90.

- Heidi Aden, Lion's Pen Graphics
  LionsPenGraphics.com

Ayurveda e Cavalli

In Ayurveda, un Dosha si riferisce all'energia fondamentale. L'Ashwa Ayurveda spiega i Dosha per i cavalli.

-      I cavalli Vata sono estremamente socievoli, sottili e scattanti.

-      I cavalli Pitta sono di tipo atletico, competitivo. Possono portarti fisicamente per molte miglia.

-      I cavalli Kapha sono i cavalli grossi e belli di tipo più pesante. Sono calmi e compassionevoli.

Shalihotra Samhita dettaglia la natura e la varietà dei cavalli, la descrizione delle varie malattie come febbre, coliche, diarree e fratture. Spiega anche i benefici delle erbe per i cavalli come Triphala, Guggul, Haritaki, Laksha, etc.

La radice di Ashwagandha è eccellente da aggiungere al menu del vostro cavallo! È un'erba adattogena, un tonico generale di salute che può sostenere il sistema immunitario, rafforzare il tono muscolare e ringiovanire il corpo del cavallo e la mente per ripristinare la salute. La funzione dell'Ashwagandha è di fornire protezione al sistema nervoso. Il suo ruolo vitale come erba antidepressiva/anti-ansia ha raccolto accoliti in campo medico. Gli studi hanno provato che questa potente erba fornisce gli stessi effetti di prescrizioni medicinali anti ansia come l'Ativan.

La polvere di Ashwagandha può essere facilmente aggiunta ai pasti del vostro cavallo o animale domestico.[1] La posologia raccomandata è di circa un ottavo di cucchiaino da tè per ogni 40 kg di peso.

Si dovrà fare il conteggio per ogni cavallo! O meglio ancora, fare un controllo con un veterinario specializzato in cure naturali per cavalli.

Shankhpushpi, un'erba indiana, è un'altra preferita dall'Ayurveda. Ha un effetto sinergico combinata con la radice di Ashwagandha; le erbe possono essere più potenti in specifiche combinazioni.[2]

L'erba Shankpushpi è eccellente nel trattare gli attacchi di panico, i problemi del sonno e vari gradi di nervorismo. È una fantastica erba calmante quando si trasporta il cavallo.

---

[1] 5 Erbe Ayurvediche che potete usare per sostenere la salute ed il benessere del vostro Animale domestico

[2] Riequilibrate il vostro cavallo con queste erbe ayurvediche

Antichi Segreti e Uccelli

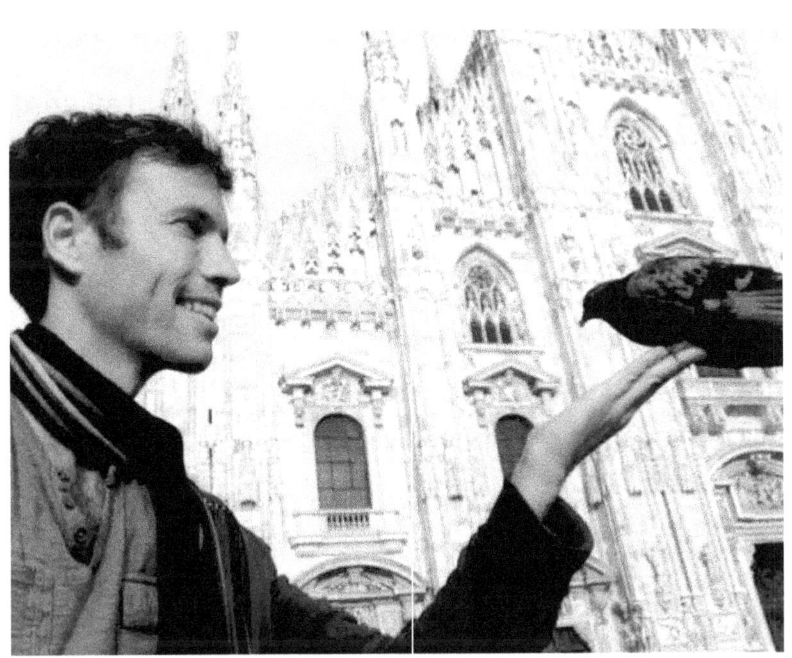

Carol K. Ray: Uccelli, Avvoltoi e Energia

Un video su Facebook, che vidi alcuni anni fa, mostrava degli uccelli rapaci che venivano usati come modello per insegnare la gestione dell'energia. Questa è la storia di come ho usato l'antico segreto di Atithi Devo Bhava (pag. 286 degli ASMG), trattando gli ospiti inattesi (uccelli, vacche, cani, emozioni, persone, contrattempi, qualsiasi cosa) come se Dio fosse venuto a portare un dono o una lezione.

Il miracolo degli Avvoltoi

Non esiterei ad aiutare un corvo - sono intelligenti e possono essere leali; ma odio gli avvoltoi neri urubù! Non mi dispiacciono gli avvoltoi collorosso, ma gli avvoltoi del Texas centrale sono diventati predatori e possono esibire dei comportamenti ben pianificati di brutalità! Stanno attenti che ci siano delle vacche che partoriscono e... vi risparmio i particolari cruenti, ma sono stati ripetutamente testimoniati dal 2004 circa! Il costo in perdita di bestiame va da 15.000 a 20.000 dollari all'anno per alcuni allevatori del Texas. Gli urubù sono stati protetti dalla legge nel Texas fino al 2022.

Nella mia fattoria ce n'erano tre che molestavano regolarmente il mio cane. Si appollaiavano nel mio vecchio fienile. Sono rimasti qui per anni. ieri li stavo cacciando via, urlandogli contro, stanca del cane che abbaiava e ne ho notati solo due. Hanno lasciato il mio tetto e sono andati in un capanno abbandonato che si trova vicino al confine di mia proprietà: stavano lavorando ad un buco nel tetto, per ingrandirlo. Mi è sembrato strano. Al tramonto ho notato qualcosa di grande all'interno e ho visto quelle che sembravano ali bianche colpire la finestra.

Guardando più da vicino sentii e poi vidi cosa era: uno sciame di api. Queste api sono state africanizzate due volte - e diventate estremamente aggressive - così frenai la mia curiosità e lasciai l'avvoltoio intrappolato al suo destino.

Il giorno seguente mentre ero fuori ho sentito un

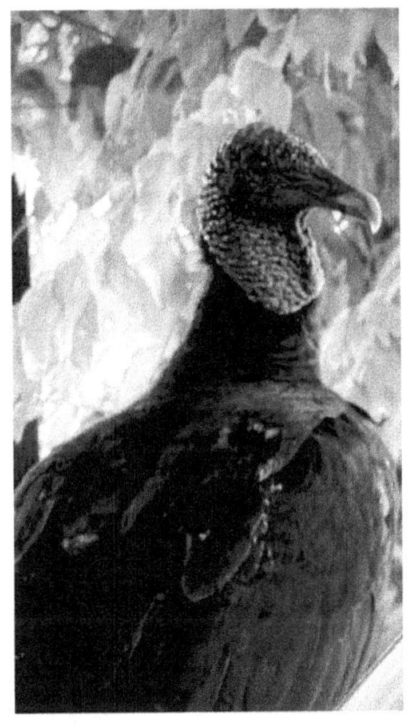

altro schianto alla finestra del capanno abbandonato. In 14 anni che vivevo nella mia fattoria, non avevo mai passato il confine per entrare in quel vecchio edificio abbandonato. Guardai dentro la finestra e vidi uno di quei grossi brutti avvoltoi neri! Pensai allora al "miracle game" e al compito assegnato con i cani, le vacche e i corvi e ricordai quello che diceva il dottor Clint Rogers sul fatto che vedere un topo nel proprio appartamento poteva essere considerato un dono per entrare in contatto con una paura persistente o altre emozioni. Non volevo che quel grosso brutto uccellaccio cattivo morisse di disidratazione o fame, se potevo aiutarlo.

Chiamai a raccolta tutto il coraggio che potevo per farmi forza ed aprire quella vecchia porta arrugginita. Entrai lentamente e quando ci vedemmo iniziammo ad avere PAURA l'uno dell'altro contemporaneamente! Mi misi a strillare come una scolaretta! Lasciai la porta aperta e corsi fuori e alla fine l'avvoltoio riuscì ad uscire e a volare via.

Quanto erano intelligenti quei suoi compagni che tentavano di aprirgli una via di fuga dal tetto? Entrare all'interno di quella vecchia costruzione fu un gigantesco salto nel buio, un atto di fede. Mi ero vantata di non aver mai sconfinato nell'altra proprietà e invece lo avevo fatto per salvare qualcosa che sinceramente disprezzavo; ma anche gli avvoltoi sono creature di Dio e questo era l'atto di amore da fare!

La saga degli avvoltoi continua

Io vivo in un fienile ristrutturato con una parte sopraelevata, che ho costruito nel 2010, dopo che un tornado lo distrusse. Ha un tetto molto spiovente e lucernari sopra le finestre. Gli uccelli hanno beccato e graffiato il legno e vivono sul lucernario della cucina. Per cercare di scoraggiarli, io picchio sul soffitto e il mio cane Osi abbaia e quando esco metto musica Zumba ad alto volume, ma loro persistono.

A disturbare ulteriormente il sonno, negli ultimi giorni, gli scoiattoli hanno mordicchiato l'angolo del tetto vicino alla mia camera da letto e hanno fatto il nido nel muro. Mi fanno impazzire (e anche Osi)!

Ieri, mentre ero fuori a prendermi una pausa dal lavoro, ho sentito uno scoiattolo che squittiva forte. Era sulla cima del tetto e guardava giù, battendo la coda: sembrava allarmato. È andato avanti così per oltre mezz'ora. La mia ipotesi più probabile è che si trattasse di un serpente che si crogiolava al sole dei nostri 27 gradi di temperatura. Ho ringraziato mentalmente lo scoiattolo per l'allarme e gli ho chiesto con il pensiero di traslocarsi con i suoi amici in uno degli alberi lì intorno e lasciare il fienile in modo che potessi dormire!

Ho visto uno degli avvoltoi sul tetto del nostro vecchio garage, forse era quello che avevo salvato. Osi gli stava dicendo di uscire dalla nostra proprietà. L'ho osservato mentre scendeva in picchiata vicino al fienile e raccoglieva qualcosa: ero distante ma sembrava un serpente o la coda di un topo. Forse stava liberando l'azienda agricola dai pericolosi serpenti a sonagli o da un ratto cattivo. Forse mi stava ripagando per averlo salvato.

Athiti Devo Bhava Parte 2:

È successo ancora! Durante la chiamata globale di guarigione degli Antichi Segreti il 26 aprile 2020, dopo aver condiviso alcuni drammi di famiglia nelle stanze chat separate che chiudono le nostre riunioni, sono uscita all'esterno e ho visto di nuovo un grande uccello sbattere contro i vetri delle finestre di una fattoria abbandonata accanto alla mia proprietà in Texas. Immaginai correttamente che c'era ancora un avvoltoio intrappolato e ancora una volta la mia determinazione veniva messa a dura prova nel camminare nell'erba infestata da serpenti a sonagli per vedere se potevo indurlo ad uscire dall'edificio verso la libertà.

Indipendentemente da come mi sentissi riguardo al comportamento dell'avvoltoio, fu chiaro che fosse qualcosa che dovevo fare: vincere la mia paura, il mio ego e i miei pregiudizi e salvare questo avvoltoio dalla sua sfortuna: dovevo vedere il Divino in lui.

Ci crediate o no, dopo il secondo salvataggio, come si vede nel video (https://youtu.be/ EuAQHzXZrhY), il comitato degli avvoltoi si spostò sul tetto del mio fienile e, nel frattempo, gli scoiattoli e gli uccelli che avevano fatto il nido se ne andarono dalla mia soffitta! Potevo di nuovo dormire in santa pace!

Carol Ray
Giugno 2020

Aggiornamento: estate 2022

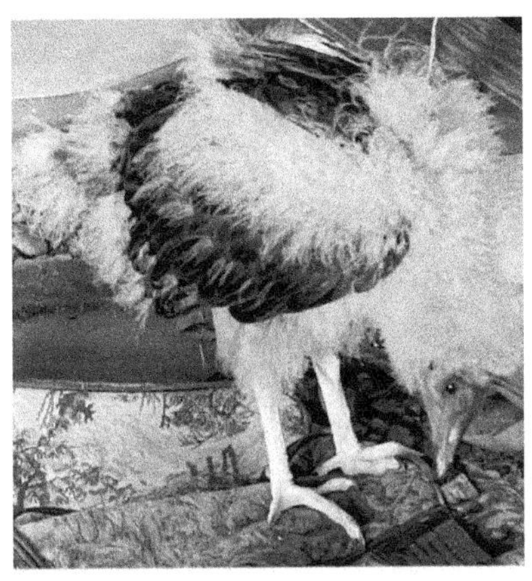

Gli avvoltoi hanno messo un piccolo sotto la tettoia del mio garage, per tenerlo al sicuro mentre sta mettendo le piume nere di adulto. Assomiglia ad un grosso pollo giallo! Io l'ho chiamato BBB: Baby Big Bird (grosso baby uccello) e per qualche ragione ho deciso di cantargli un mantra quando lo incontro:

Om Namo, Bhagavate, Vasudevaya.

BBB ha arredato il suo nido con le decorazioni natalizie che ha tirato fuori dalle scatole che tengo in garage! Ornamenti rossi e oro, una calza, un riccio natalizio imbottito e alcune ghirlande. Era molto grazioso! L'ho osservato mentre veniva nutrito ogni giorno dai suoi genitori e poi avventurarsi fuori all'aperto; gli avvoltoi hanno pochi meccanismi di difesa, a parte espellere bile dalla gola verso l'aggressore. Ho assistito di persona al primo volo di BBB verso il tetto dell'edificio abbandonato. Da quel giorno viene spesso a trovarmi sul davanzale del mezzo piano del mio fienile, di solito con alcuni amici, incluso un giovanotto con alcune piume gialle.

Vivere con gli avvoltoi mi ha insegnato molte cose. Ho imparato come mettermi in stato di calma e focalizzare la mia energia. Lo faccio prima di avvicinarmi a loro. Ora li posso vedere come parte del grande circolo della vita al quale noi tutti siamo connessi e per ammirare la loro creatività!

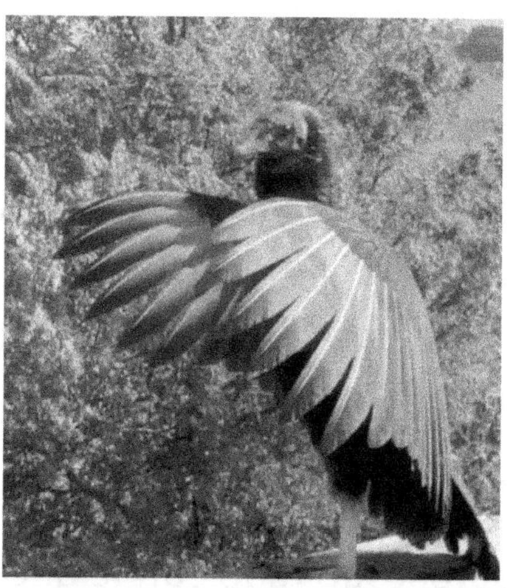

Baby Big Bird con solo alcune piume gialle sulla testa, mentre mostra le sue bellissime ali per spaventare con il suo vomito offensivo.

Il dottor Giovanni Brincivalli e l'Aquila

Il dottor Naram ed io stavamo camminando per strada in India, quando vedemmo un'aquila nella parte opposta della via: non si muoveva, né tentava di volare e nemmeno di scappare. Appariva molto debole. Osservando da vicino, non vedemmo lesioni: niente sangue, nessuna ferita apparente di qualche tipo. Trovai una scatola di cartone e con cautela la mettemmo dentro e la portammo nella mia stanza.

Il giorno successivo eravamo in viaggio per Mumbai. Davamo da mangiare all'aquila e iniziammo a darle Jivanyog Ayushakti, un booster naturale di immunità che dà anche forza al cuore e migliora la circolazione.

Lentamente l'aquila divenne più forte e dopo qualche tempo riprese la sua piena potenza. Fu una gioia immensa il momento in cui liberammo quell'aquila e la vedemmo tornare a volare nei cie

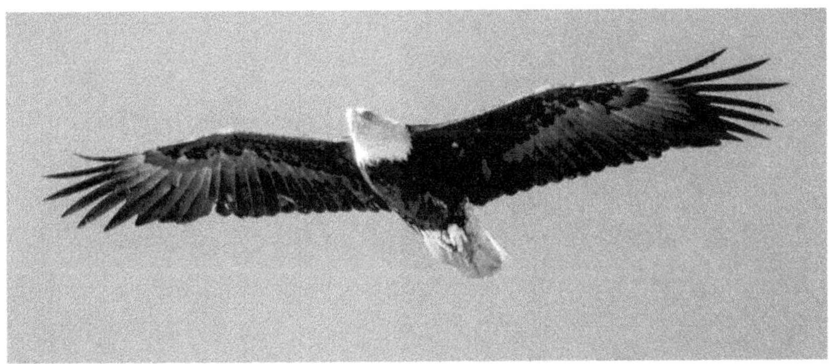

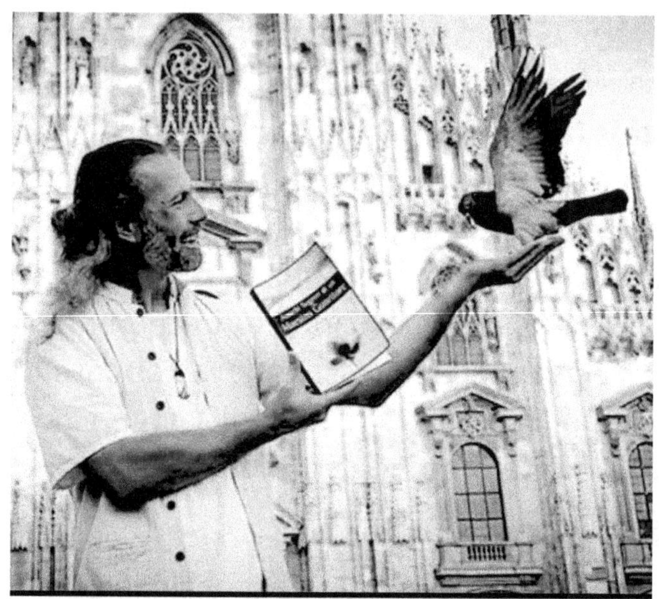

Il dottor Clint davanti al Duomo di Milano.

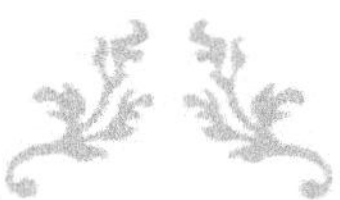

"Qualsiasi cosa può essere sia un veleno che una medicina, dipende da come si usa..."

Maestro Jivaka (medico del Buddha)

dagli *Antichi Segreti di un Maestro Guaritore*, p. 55

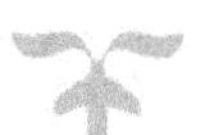

Emergenze E Animali Domestici

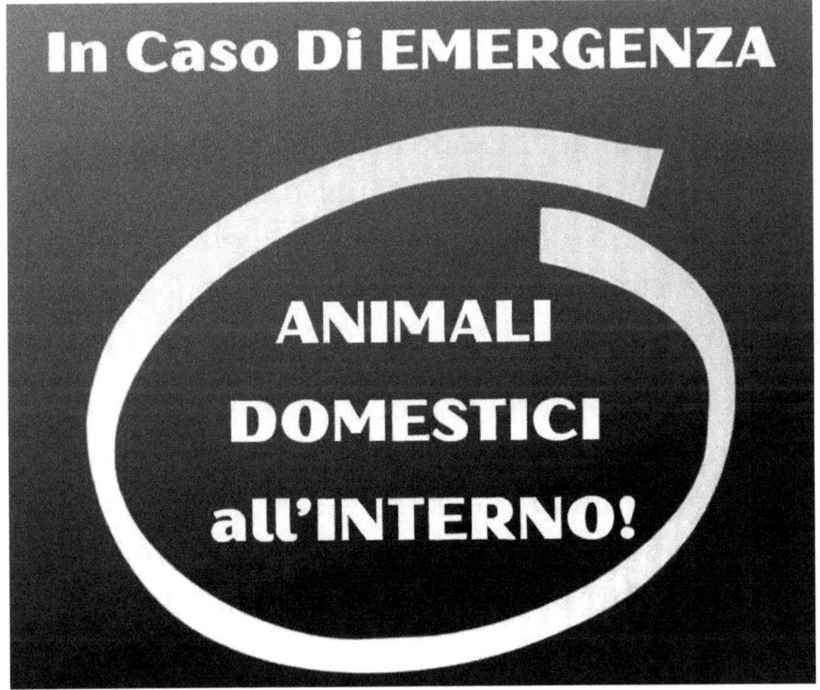

I nostri animali domestici dipendono da noi e li dobbiamo aiutare a sopravvivere quando si abbattono delle calamità.

Non lasciate indietro i vostri animali.

È adesso il momento di organizzarsi!.

Gli incidenti accadono e quando un animale domestico si trova a fronteggiare un'emergenza medica, prendere delle decisioni appropriate diventa decisivo, specie durante la notte. È fondamentale avere un piano di emergenza pronto in anticipo. Parlate con il vostro veterinario di un protocollo di emergenza, controllate se offrono un servizio di assistenza 24 ore o contattate una clinica per il pronto soccorso. Tenete in evidenza il recapito della clinica.

I segnali che un animale domestico ha necessità di cure di emergenza sono le gengive pallide (mucose), respiro affannoso, polso debole, cambio di temperatura, difficoltà a stare in piedi, paralisi, perdita di conoscenza, convulsioni o sanguinamento eccessivo.

Per gli animali feriti in modo grave, per prima cosa proteggete voi stessi. Approcciatevi al cane con calma, fatevi aiutare se è aggressivo o, se è passivo, usate una barella improvvisata. Per i gatti coprite loro la testa per prevenire i morsi e metteteli in un trasportino.

Trasportate il vostro animale ad una struttura di pronto soccorso, una volta messo in sicurezza. Prestategli le prime cure, come sollevare e applicare pressione per il sanguinamento o controllare se soffoca. Fategli la Rianimazione Cardio Polmonare se necessario, controllando il respiro e praticando la respirazione artificiale o la compressione del petto.

Se il vostro animale ha ingerito qualcosa di tossico, chiamate il vostro veterinario o il Centro Veleni locale per farvi guidare in base all'età del vostro animale, il suo stato di salute e la sostanza ingerita.

Olii Essenziali, Gatti e Cani

È imperativo fare rapidamente la diagnosi ed il trattamento. Se credete che il vostro gatto abbia ingerito o sia entrato in contatto con olii essenziali o pot-pourri liquidi, chiamate immediatamente il vostro veterinario o un Centro Controllo Veleni per Animali. Prima riuscite a trattarlo, migliore sarà la prognosi e l'esito per il vostro gatto o cane.[31]

Gatti: Olii Dannosi e da evitare per i Gatti

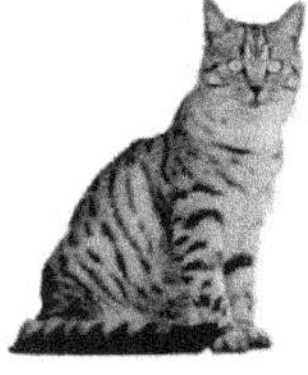

Molti prodotti di pot-pourri liquidi ed olii essenziali sono velenosi per i gatti. Sia l'ingestione che l'esposizione della cute possono essere tossici:

- Olio di Alloro
- Olio di Bergamotto
- Olio di Cannella
- Olio di Agrumi
- Olio di Citronella
- Olio di Ginepro
- Olio di Limone
- Olio di Lime
- Olio di Pino
- Olio di Betulla

---

[3] Avvelenamento da Olii Essenziali e Pot-pourri liquidi nei Gatti

- Olio di Chiodi di garofano
- Olio di Eucalipto
- Olio di Abete
- Olio di Geranio
- Olio di Pompelmo
- Olio di Menta Piperita
- Olio di Timo
- Olio di Timo Bianco
- Olio di Ylang-ylang

La ricerca sugli olii essenziali sia per umani che animali domestici non è sufficientemente sostanziosa per affermare definitivamente che un gatto possa trarre beneficio dagli olii essenziali in qualche modo. Tuttavia, non si possono ignorare le esperienze di altri proprietari di gatti.

Diversi proprietari di gatti giurano che l'olio essenziale migliora la vita del gatto. Alcuni dei benefici degli olii essenziali sono:

- Repellente delle pulci: La lotta contro le pulci del gatto può essere molto dura. Ci sono diversi prodotti sul mercato che trattano questo problema, ma alcuni proprietari di gatto semplicemente non se la sentono di esporre il loro gatto a prodotti chimici aggressivi. Se anche voi preferite ridurre al minimo il numero di prodotti chimici nella vita del vostro gatto, gli olii essenziali come il rosmarino o il cedro potrebbero proprio fare al caso vostro.

- Migliorare l'umore: Non si può negare quanto possano essere rilassante gli effluvi dell'aria di un diffusore con olii essenziali. Effetto simile gli olii essenziali lo hanno sui gatti. Se usati in modo corretto gli olii essenziali possono avere un effetto positivo sull'umore del vostro gatto, riducendo ansia e depressione.

- Anti-infiammatori. Gli olii essenziali possiedono proprietà anti-infiammatorie. Possono essere di aiuto se il vostro gatto soffre di malattie infiammatorie o sintomatologie come l'artrite. Potrebbero anche dare beneficio a semplici situazioni infiammatorie come ferite superficiali o contusioni.

Secondo la Società Americana per la Prevenzione delle Crudeltà sugli Animali (ASPCA) "nella loro forma concentrata (100%) gli olii essenziali possono costituire un pericolo assoluto per gli animali domestici".

Tuttavia, usati responsabilmente e in forma diluita, i seguenti olii essenziali si possono considerare innocui:[4]

- Olio di Incenso
- Olio di Cedro
- Olio di Elicriso
- Olio di Rosmarino
- Olio Romano o Germano

---

[4] *Oli Essenziali per Gatti: Benefici, Rischi & Considerazioni - veterinarians.org*

- Olio di Sweet Pea (pisello dolce)
- Olio di Camomilla
- Olio di Copaiba
- Olio di Lavanda
- Olio di Valeriana

L'olio essenziale considerato il più pericoloso per i gatti è l'olio di tea-tree (melaleuca) che è tossico persino in forma diluita. La lavanda è pure molto tossica per i gatti in forma non diluita.

Usate cautela con i cani con i seguenti olii essenziali:

- Canfora
- Cassia
- Chiodi di Garofano
- Santoreggia Montana
- Origano
- Menta piperita
- Timo
- Wintergreen (Gaultheria)

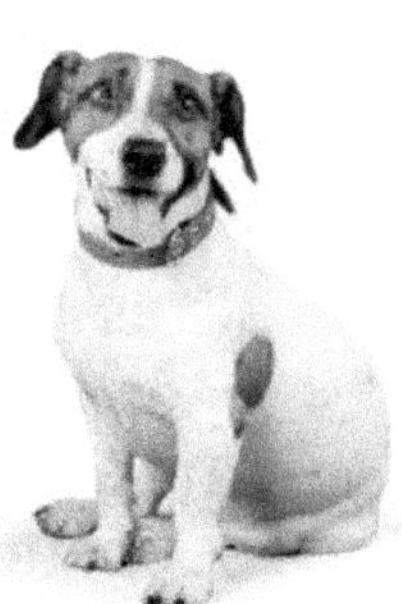

Mindy Barrett: Dover Sfollare con gli animali domestici - Lezioni dall'incendio di Lahaina

Molte sono le persone che riconoscono che il mondo è più imprevedibile di quello a cui eravamo abituati. Ultimamente, sembra succedano più spesso avvenimenti inusuali. Quello che abbiamo imparato durante l'incendio di Lahaina, nel tentativo di metterci in salvo con gli animali domestici, è che sarebbe molto utile avere, in anticipo, una lista di quali siano le loro necessità.

Non servono solo i medicinali, anche se sono importanti. Portate con voi soldi spiccioli, acqua, cibo. I documenti importanti (atti, certificati di nascita). Gli articoli sentimentali come il libro delle foto o ricordi impagabili che vi vengono in mente. Sono così tante le cose che affollano la mente quando ci si trova di fronte alla perdita e alla distruzione di tutto ciò che ci appartiene!

Oltre ai vostri beni più importanti, è ugualmente necessario prendere le cose del vostro animale. E ricordate bene che, anche se pensate di poter ritornare a casa più tardi o il giorno dopo, questo potrebbe non succedere per niente. In questo caso, sarà molto utile avere gabbiette o qualche tipo di sistema di contenimento, un trasportino, una cuccia, un trasportino da aereo o qualcosa di simile. Mia figlia Madeleine stava tentando di riunire in un recinto sei animali diversi, dentro e fuori casa, tecnicamente nostri, ma, in realtà, della comunità, tutti in una volta, perché era imminente l'avvicinarsi del fuoco.

E ha funzionato davvero bene perché aveva alcuni trasportini. Era riuscita a mettere in un trasportino quelli più capricciosi e agli altri aveva detto solo "Entra in macchina" e loro erano saliti. Se si devono portare via degli animali domestici e metterli tutti insieme, bisogna prenderli, portarli via e basta. Intendo dire, non stiamo troppo a preoccuparci di andare per il sottile in quei momenti. Fateli entrare in macchina e basta: metteteli dentro delle federe se è tutto ciò che avete, ma fateli entrare in macchina. E siccome in ogni modo ci vorrà del tempo per calmarli, 30 secondi in più non avranno importanza. Metterli subito in relativa sicurezza è più importante.

Mia figlia non ha avuto il tempo di portar via del cibo, ma solo un paio di bottiglie di acqua.

A posteriori, avrebbe voluto avere sempre una bottiglia di acqua in macchina. Ora, è certo che non è proprio il massimo: i residui chimici della plastica che finiscono nell'acqua e tutto il resto, giusto? Sicuramente non vorremmo averla come la nostra principale fonte di acqua, ma in una situazione di emergenza, avere quel tipo di cose in macchina può salvare la vita.

Gli animali sono rimasti stipati nella macchina per due giorni! SEI ANIMALI! Se non avesse avuto una bottiglia di acqua sarebbe stato davvero tragico perché faceva incredibilmente caldo e la benzina era limitata. Una scena profondamente sconfortante.

L'altra cosa che l'ha aiutata è stato avere piccole quantità di sedativi (Benadryl) per animali domestici, in modo che, nei momenti in cui le cose erano incredibilmente difficili e scombussolanti per loro, riuscì a contenere i danni.

Un piccolo consiglio, se siete in macchina, mentre guidate per allontanarvi, non accendete la radio, o, se lo fate, sintonizzatevi su un canale rilassante.

Ricordatevi anche che, una volta arrivati in un posto apparentemente sicuro, i vostri animali domestici saranno ancora molto agitati e avranno bisogno di rilassarsi e che potrebbero anche nascondersi sotto un letto o un divano per un mese! Ci sono voluti mesi per i nostri animali per calmarsi realmente e sentirsi di nuovo sicuri.

Ecco un altro consiglio: noi abbiamo immediatamente provato a vedere come riuscire a portare via i nostri animali dall'isola. Dato che gli alloggi erano scarsi e non tutti accettavano gli animali, e noi ne avevamo sei, iniziai subito a chiamare i servizi di trasporto animali per avere informazioni su cosa offrissero. Ho ricevuto istantaneamente una grande quantità di sostegno. Le richieste di mandare gli animali via dall'isola in realtà aumentarono drammaticamente la settimana successiva, ma riuscendo a parlare al telefono con loro 2 giorni prima, io sono stata la prima persona che ha chiamato.

Il mio consiglio è di CHIEDERE quello che serve, chiedere e basta! Se non sono in grado di farlo ve lo diranno, ma voi chiedete sempre. La stessa cosa è vera con Airbnb, gli hotel o ogni altro tipo di alloggio. Molti di loro dicono niente animali, ma in una situazione di emergenza come questa, tutte le regole sono fluide. Quindi chiedete e parlate con franchezza e chiaramente. Non abbiate paura. La peggior cosa che potranno dire è no, che è quello che già vi aspettate.

È stato davvero utile perché ho iniziato a chiedere sconti. Ho chiesto sconti al mio veterinario, alle compagnie aeree, su Airbnb, ogni singolo posto ha accettato. Quindi vi incoraggio a fare lo stesso. È un modo per tutelare voi stessi e i vostri animali domestici anche finanziariamente, per garantire la sicurezza di tutti.

Lista di Emergenza per Evacuazione

Alcuni articoli che potreste voler includere in una borsa Prendi-e-Scappa per il tuo animale: se non avete trasportini specifici, considerate l'acquisto di alcuni cesti per biancheria grandi abbastanza per contenere il vostro animale e includete un contenitore con fascette e forbici. Mettete tutta la fornitura di emergenza per animali nel cesto superiore, così potrete prenderli e portarli con voi in caso di necessità. Poi, quando servirà un posto sicuro per il vostro animale, girate un cestello sopra l'altro e legateli con le fascette per fare una gabbia improvvisata. Ecco qualche altro suggerimento per l'evacuazione di emergenza con i vostri animali:

1. Cibo: Conservate dosi di cibo per alcuni giorni, giocattoli da masticare e spuntini per calmarli in un contenitore ermetico e impermeabile.

2. Acqua: Preparate una ciotola per bere e dosi di acqua per diversi giorni

3. Qualsiasi medicinale che possa servire al vostro animale. Incluso una copia dei certificati di vaccinazione.

4. Kit di pronto soccorso per animali: Benadryl (Difenidramina - antistaminico) a basso dosaggio per allergie ai nuovi ambienti, migliorare il sonno o il prurito nervoso. La dose è 2 mg per kg, ogni 8 ore (*secondo concentrazione del prodotto NdT). I cani lo metabolizzano in maniera diversa dalle persone!

5. Formulazioni erboristiche calmanti. Trattamento per le pulci.

6. Se lo spazio lo consente portate la loro gabbia o trasportino per loro protezione. Una coperta comoda o un cuscino e alcuni dei loro giochi preferiti possono aiutare. Altri articoli utili: tappetini igienici. Museruola.

7.   Collare con targhetta di identificazione e una pettorina o guinzaglio. Scriverci i numeri di telefono dei cellulari (invece del numero di una linea fissa) e un secondo numero alternativo potrebbe essere molto utile, nel caso la vostra residenza non fosse più raggiungibile.

8.   Avete foto recenti dei vostri animali domestici e non? È una cosa importante per recuperarli e ritrovarli se siete stati separati.

9.   Segnale di indicazione: preparatelo in anticipo – "Tutte le Persone e gli Animali sono stati evacuati". OPPURE, se non abbiamo altra scelta che lasciare indietro i nostri animali: nome, razza, quando li avete visti l'ultima volta.

10. Gatti: Dove i gatti si nascondono - dietro il frigorifero, sotto il letto o persino dentro le molle del letto o sotto il divano. Aprite una scatoletta di tonno e mettetelo fuori mentre afferrate gli articoli dell'ultimo minuto: qualche volta li porta fuori dal nascondiglio.

11. Gatti: Se non avete un trasportino per gatti, usate un cestello di plastica o i cesti della biancheria. Li potete legare insieme con delle fascette e fare un cestello improvvisato. Usare una federa dovrebbe essere l'ultima risorsa dato, che non fornisce adeguata ventilazione quando fa caldo.

12. Non legate i cani ad una catena all'esterno o chiudeteli in casa. Se non hanno una targhetta di identificazione, usate un pennarello indelebile per

scrivere il vostro numero in una posizione visibile. Scrivete su una fascetta larga e mettetegliela intorno al collo.

13. Pesci: tenete sempre un generatore di emergenza per il vostro acquario. Bastano poche ore di interruzione di corrente per causare un danno irreversibile agli acquari.

FATE PRATICA! Il primo giorno del mese, togliete la corrente da casa e fate pratica su come uscire in sicurezza, compresi i vostri animali domestici.

Per ulteriori informazioni:
Preparate i Vostri Animali agli Eventi Estremi
https://www.ready.gov/pets

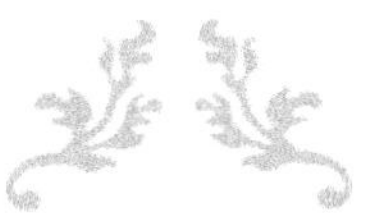

"Ogni avversità - ogni situazione difficile o dolore - ha in sé i semi di un beneficio uguale o maggiore."

Baba Ramdas, maestro del dottor Naram

dagli *Antichi Segreti di un Maestro Guaritore*, p.29

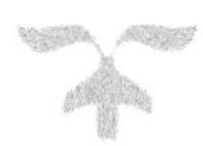

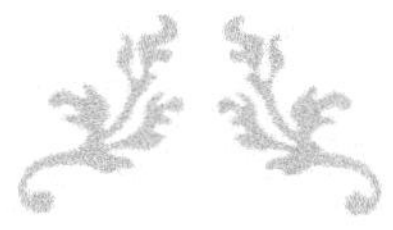

*"Per diventare un vero guaritore
serve uno sviluppo interiore, non solo
conoscenze tecniche."*

Dottor Giovanni Brincivalli

dagli *Antichi Segreti di un Maestro Guaritore*, p. 190

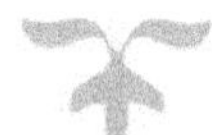

Aiutare Il Vostro Animale a Guarire

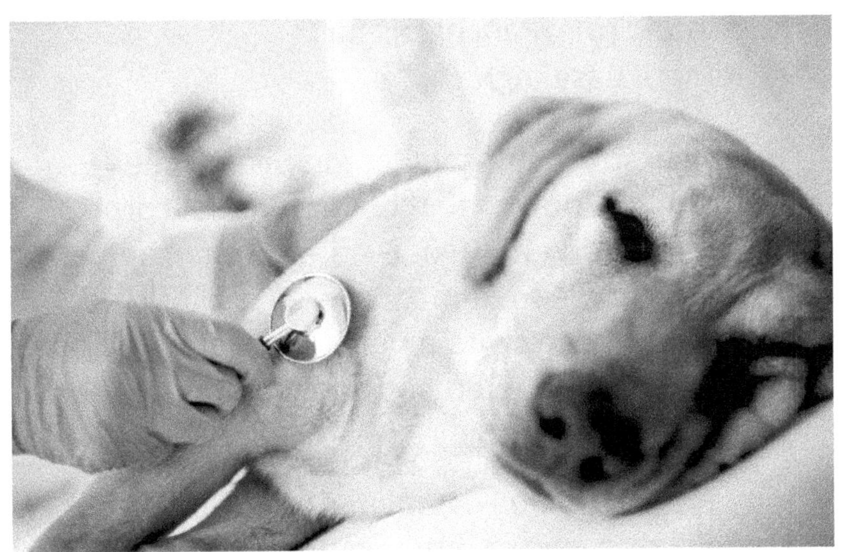

I Sei Strumenti del Siddha-Veda

Secondo la filosofia e gli antichi insegnamenti del Siddha-Veda, sono sei gli strumenti essenziali per raggiungere una salute duratura e vibrante.[5] Questi sono:

- Dieta
- Stile di Vita
- Integratori Erboristici
- Marmaa
- Ashtakarma/Panchakarma
- Rimedi Casalinghi

Questi sei strumenti sono come pilastri che sostengono e supportano il benessere del corpo fisico, mentale ed emotivo. E ciò è vero anche per gli animali. Per creare e mantenere equilibrio ed armonia nella nostra vita e nella loro, l'arte antica e la scienza del Siddha-Veda offrono semplici e precise linee guida.

In un primo tempo i cambiamenti dello stile di vita e della dieta potrebbero sembrare restrittivi e, a volte, impossibili da seguire. Tuttavia, persino piccoli cambiamenti possono dare risultati significativi, benché occorrerà più tempo. Congratulatevi con voi stessi quando riuscite a fare piccoli cambiamenti positivi per voi ed i vostri animali e considerate quel che resta da fare come un'opportunità per fare meglio domani.

---

[5] Raccomandazioni per una Dieta Sana dal dottor Pankaj Naram

Animali Domestici e Siddha-Veda-Ayurveda

Il dottor Naram amava gli animali e sono molti i suoi video con straordinari percorsi di guarigione per cani, gatti, tigri, elefanti, alligatori e persino api! Il Siddha-Veda/Ayurveda Veterinario dà benefici per tutti gli animali, anche per gli animali domestici da guardia. Agli animali, l'Ayurveda dà una maggiore longevità e benessere, un approccio preventivo e un profondo rispetto per il loro innato potere di auto guarigione.[6]

Negli animali domestici da guardia, il Siddha-Veda/Ayurveda ci darà un animale di compagnia più sano, più contento e un ambiente domestico più sicuro, lontano dai pericoli di malattie comunicabili intra specie come la giardia. I rimedi naturali e un approccio sano sono inoltre meno costosi sia dell'allopatia che degli integratori, a beneficio del nostro portafoglio.

Non tutti gli animali gradiranno un piccolo massaggio nella SPA e l'olio per i polpastrelli sulle zampe. Ma questo è un aspetto del Panchakarma che potrebbero adorare!

---

[6] Ayurveda Veterinaria: Casi storici di cinque gatti - Alandi Ayurveda

Che cosa sono i Dosha

I Dosha sono fatti in predominanza di 5 elementi: terra, acqua, fuoco, aria e spazio (etere). Il Siddha-Veda indica che questi Dosha, Vata, Pitta e Kapha, sono le qualità primarie o i principi che governano il corpo umano e sono presenti negli animali e nelle piante.

L'Ayurveda è un antico sistema di medicina olistica che ha origine in India ed è stato usato per migliaia di anni per trattare svariate condizioni di salute in umani e animali. L'Ayurveda si basa sul concetto di bilanciare i tre Dosha (Vata, Pitta e Kapha) che governano il corpo e la mente.[7]

Secondo un articolo del IVC Journal (Bollettino della Integrated Veterinary Care), l'Ayurveda in medicina veterinaria si focalizza tradizionalmente sul benessere animale, sulle terapie di trattamento, sulla gestione e sulla chirurgia. L'articolo descrive anche le caratteristiche di ciascun Dosha negli animali e come determinare il tipo corporeo del vostro. I rimedi erboristici dell'Ayurveda e le loro modalità possono essere usati per trattare molti problemi comuni negli animali come l'artrite, le allergie della pelle, le problematiche digestive, l'ansia e molto altro. [8]

---

[7] [8] Ayurveda nella Medicina Veterinaria

Vi preghiamo di consultare il vostro veterinario prima di fare qualunque cambiamento alla dieta del vostro animale o dare loro qualsiasi integratore.

Se desiderate leggere di più sull'Ayurveda in medicina veterinaria, potete consultare le seguenti fonti:

- Homepage dell'IVC Journal.[9]

Questo è il sito del bollettino *Innovative* (*) *Veterinary Care Journal* che fornisce informazioni sui trend e le innovazioni più recenti nella cura veterinaria integrata.

Medicina Veterinaria Ayurvedica: Principi e Pratiche.[10] Questo è un capitolo dal libro *Medicina Erboristica Veterinaria*, che spiega le basi e i principi della medicina Ayurvedica negli animali, incluso la diagnosi, il trattamento, la prevenzione e il benessere.

---

[9] Ayurveda nells Medicina Veterinaria

[10] idem

Il Dosha Vata negli Animali

Vata è associato agli elementi dell'aria e dell'etere. Regola tutti i movimenti e le funzioni del corpo e della mente. Gli animali Vata sono di solito agili, attivi e adattabili, ma possono anche diventare ansiosi, irrequieti e imprevedibili quando fuori equilibrio.[11]

Gli animali Vata sono spesso visti sfrecciare, saltellare o volare in giro, dimostrando la loro natura rapida e vivace. Sono anche curiosi e intelligenti, ma possono dimenticare facilmente le cose o perdere rapidamente interesse.

Alcuni esempi di animali Vata sono:

• Gli uccelli, specialmente quelli piccoli, veloci e vocalizzanti, come i passeri, colibrì e pappagalli

• I roditori, come gli scoiattoli, i topi e i conigli che sono lesti, vigili e adattabili

• I cervi, le antilopi e le gazzelle che sono aggraziati, celeri e facilmente allarmati.

• I gatti, specialmente quelli snelli, curiosi e indipendenti come il Siamese, il gatto del Bengala e l'Abissino.

---

[11] Ayurveda nella medicina veterinaria | Rivista IVC

Gli animali Vata hanno bisogno di una dieta bilanciata, un ambiente caldo e confortevole e routine regolare per tenere il loro Vata in armonia. Traggono anche beneficio da un massaggio leggero, musica calmante e compagnia affettuosa.[12]

Gli animali Vata son magri e piccoletti
alcuni son piuttosto alti ed esili nei petti.
Ce ne sono pure di bassi e persino medi di altezza
ma nessun muscolo è in vista, questa è certezza.

Gli Animali Vata sono svelti ed impazienti
mangiano quando gli pare e di energia son potenti!
Temono il freddo e si possono ammalare
Se il loro Dosha si squilibra o c'è un osso da mangiare.

Gli Animali Vata sono creativi e gli piace curiosare.
Amano l'esplorazione e vogliono sempre giocare.
Sono un amico generoso che dà grande affetto
ma gli serve l'equilibrio per essere perfetto.

Testo tradotto da Originale da Carol Ray e Bing A.I.

---

12 Ayurveda per Animali (dogsnaturallymagazine.com)

Se siete interessati a sapere di più sui Vata negli animali, potete consultare questi link:

- Imparare a vedere i Dosha nella Natura: Questo articolo spiega come riconoscere i Dosha nei differenti aspetti della natura, incluso gli animali, le piante, le stagioni e i momenti della giornata. https://www.banyanbotanicals.com/info/blog-the-banyan-insight/details/learning-to-see-the-doshas-in-everything/

- Ayurveda per Animali: Questo articolo fornisce un'introduzione dall'Ayurveda per animali e come identificare ed equilibrare i Dosha nei tuoi animali. https://www.dogsnaturallymagazine.com/ayurveda-for-animals/

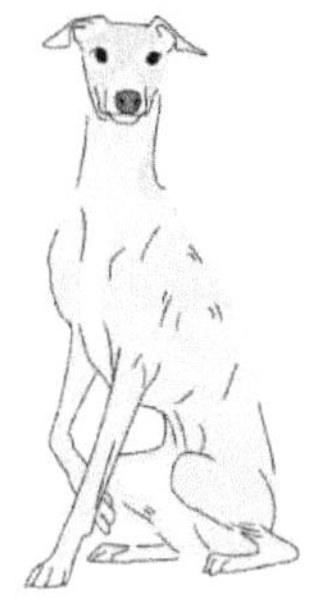

Vata Dog

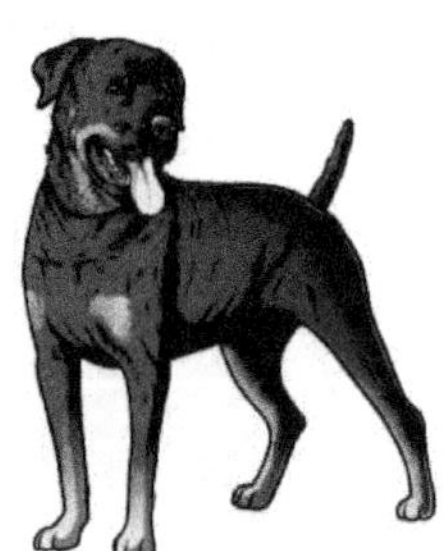

Pitta Dog

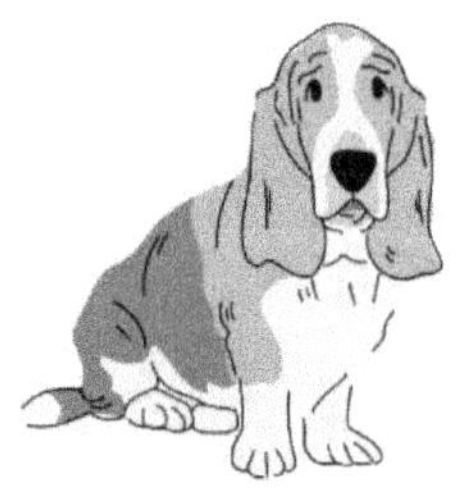

Kapha Dog

Dosha Pitta negli Animali

Pitta è uno dei tre Dosha o energie biologiche nell'Ayurveda. Pitta è composto di elementi di fuoco e di acqua. Pitta governa il metabolismo, la digestione, l'intelligenza ed il coraggio. Gli animali che hanno una dominante Dosha Pitta hanno le seguenti caratteristiche:[13]

- Fisico da medio a slanciato e la struttura corporea potrebbe essere delicata: Gli animali Pitta mostrano una prominenza media di vene e di tendini muscolari. Le ossa non sono così sporgenti come negli animali Vata.

- Il pelo è soffice e caldo, le zampe sono più morbide.

- Mostrano una prominenza media negli occhi.

- Il sonno è di durata media ma ininterrotto.

- Le zampe sono calde, infastidite dal tempo molto caldo - che li rende stanchi e anche la pelle soffre il caldo.

- Producono una grande quantità di urina

- Sono tipici un metabolismo forte, una buona digestione con grande appetito e sete.

- Possono mostrare irritabilità se devono aspettare il loro cibo o sono stressati..

- Hanno menti acute e buon potere di concentrazione.

---

[13] Ayurveda nella medicina veterinaria | Rivista IVC

- Sono assertivi, hanno fiducia in sé stessi, aggressivi, chiedono molto, al punto di diventare insistenti quando sono fuori equilibrio.

- Competitivi e amanti delle sfide, Pitta fa dei buoni leader di gruppo.

Alcuni esempi di animali a predominanza Pitta sono i felini muscolosi (leoni, pantere e tigri), le aquile, i falchi e i serpenti. Sono animali spesso fieri, sicuri di sé e intelligenti, ma possono essere anche portati alla rabbia, alla gelosia e all'infiammarsi.

Per bilanciare il loro Dosha Pitta, hanno bisogno di evitare il caldo eccessivo, i cibi speziati e le situazioni stressanti e favorire i cibi rinfrescanti, calmanti e dolci e l'attività.

Pitta è il fuoco che va dentro a bruciare
l'energia che il metabolismo deve guidare
Il liquido che scorre con potere e passione;
Il Dosha che governa valore e digestione.

Gli animali Pitta sono fieri ed arditi.
Resistono al freddo ed hanno forti appetiti.
Sono intelligenti e coraggiosi, ma possono attaccare
e non sempre fanno quel che gli si dice di fare.

Sono loro che reggono la terra ed il cielo.
Di timido o pauroso non c'è neppure un velo!
Agli animali Pitta serve amore e rispetto.
Ci insegnano la fiducia, senza alcun difetto.

(Testo tradotto da Originale da Carol Ray e Bing A.I.)

Dosha Kapha negli Animali

Kapha è la combinazione di acqua e terra. Fornisce sia la struttura che la lubrificazione. Si può visualizzare Kapha come la forza che mescola acqua e terra ed evita che si separino.

Gli animali Kapha sono fisicamente forti con una costituzione resistente e robusta.

- Sono suscettibili al freddo, al clima umido e possono avere asma e allergie.
- Hanno la maggiore energia di tutte le costituzioni, ma è un'energia costante e durevole, non esplosiva.
- Si muovono lentamente e con grazia.
- Hanno pelo soffice e una tendenza ad avere grandi occhi dolci, come il loro temperamento.
- Spesso sovrappeso benché mangino poco; possono anche soffrire di digestione pigra.
- Sono tipiche loro le feci molli, di colore pallido e un'evacuazione lenta.
- Il sonno dei Kapha è profondo e lungo.
- Hanno una salute eccellente, una buona capacità di sopportazione e resistenza alle malattie.
- Sono accomodanti, rilassati, di ritmo lento e contenti.
- Possono essere più lenti ad imparare, ma non dimenticano mai, quindi possono essere

possessivi ed avere una buona memoria a lungo termine.

• Gli animali Kapha sono affezionati ed affettuosi, perdonano, non giudicano, sono compassionevoli, stabili, affidabili e pacifici.

Il Dosha Kapha è forza di coesione
che lega terra e acqua in stabile unione.
Dona al corpo forza e stabilità
e calma la mente con tranquillità.

Gli animali Kapha sono leali e gentili
Amano star comodi ed evitano i litigi.
Il loro passo è lento e costante
amano il dolce e han volto sognante.

Agli animali Kapha serve equilibrio e cura
per evitare di prender peso e mettersi paura.
Poco e sano cibo devono mangiare
e per migliorar l'umore tanto esercizio da fare.

Gli animali Kapha sono una gioia per chi li tiene.
Sono compassionevoli e fedeli per il bene.
Fanno fare pace a tutto il mondo
ma mai lasciano il piatto se non è pulito a fondo.

By Carol Ray & Bing A.I.

Comprendere le Funzioni Corporee nei Gatti e nei Cani

Secondo il dottor Clint Rogers negli *Antichi Segreti di un Maestro Guaritore,* il dottor Pankaj Naram credeva che ogni malattia iniziasse con digestione e metabolismo lenti (basso Agni). Ciò crea Aam (tossine) ed eccesso di Dosha (squilibrio). Eccessi nei Dosha e di Aam bloccano i canali e le funzioni corporee. Alla fine, i tessuti non sono nutriti a sufficienza e si crea la malattia. La chiave è di creare trasformazione usando i sei strumenti del Siddha-Veda - cioè, dieta, rimedi casalinghi, cambiamento di stile di vita, Panchakarma (detossinazione), formule erboristiche e i Marmaa Shakti per ribaltare lo squilibrio alla radice. È stupefacente come questo approccio olistico sostenga l'intero sistema corporeo e ripristini in modo naturale una salute duratura.

Concetti simili si applicano ai nostri animali domestici. Consumare cibi sani e fare dell'esercizio fisico sono la chiave perché vivano nel miglior modo possibile. Il dono più prezioso che si possa dare al nostro animale, o a chiunque altro, è la nostra completa attenzione. Siate presenti.

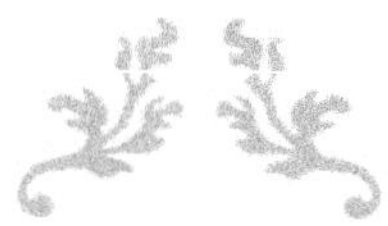

"Gli antichi segreti di guarigione
funzionano
su esseri umani, animali e anche piante."

Dottor Pankaj Naram
dagli *Antichi Segreti di un Maestro Guaritore* (pag. 189

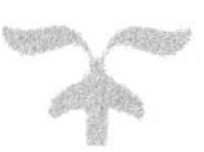

Rimedi per Animali Domestici

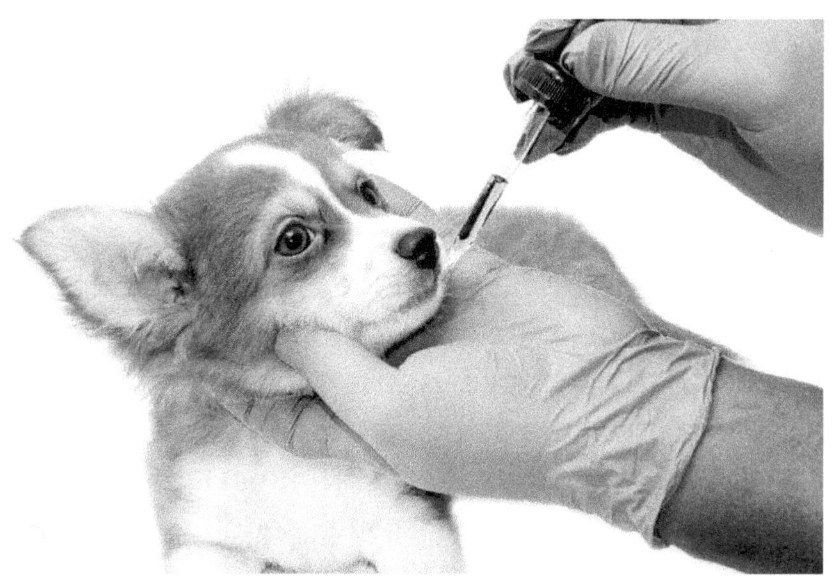

Infezioni agli Occhi dei Gatto

Un'infezione agli occhi può essere trattata efficacemente con:

- Una capsula "0" di curcuma due volte al giorno come un antibiotico.

Nota: una capsula "0" è tra un sedicesimo ed un ottavo di cucchiaino, dose ideale per un gatto.

Costipazione

Talvolta aggiungere un cucchiaio di ghee è tutto ciò che serve per aiutare la costipazione del vostro animale domestico.

Un'altra potenziale soluzione, che dipende dall'appetito del cane o del gatto, è il purè di zucca biologica (zucca cotta a vapore o in poca acqua e schiacciata, senza aggiunta di spezie o altro), che potete trovare anche già pronta in lattina, ma sempre senza aggiunta di spezie e additivi.

Alcuni animali tollerano piccoli pezzi di prugne secche (togliere il nocciolo) nelle loro crocchette, che aggiungono fibra e aiutano nella costipazione.

Diarrea

Sospendere il cibo solido finché la diarrea si ferma o almeno rallenta. Date gradualmente al cane o al gatto diverse volte al giorno, la zuppa di fagioli mung in piccole quantità, (senza cipolla o aglio), frullata fino a raggiungere una consistenza morbida. Aggiungete gradualmente cibo solido, per tornare alla normalità.

Alcuni cani rispondono bene allo yogurt bianco, senza zuccheri artificiali o xilitolo, che sono altamente tossici. Provate con una piccola cucchiaiata, secondo la taglia. Chiedete l'aiuto del veterinario se la diarrea è con sangue o persiste per più giorni.

Problemi alle Orecchie

La salute delle orecchie del cane e del gatto gioca un grosso ruolo nella loro esperienza uditiva e nel livello di comfort generale. L'orecchio dovrebbe apparire rosa all'interno ed avere un leggero strato di cerume. Per il mantenimento generale, si può applicare con delicatezza all'interno delle orecchie del vostro cane o gatto una goccia di olio di Neem di alta qualità su un batuffolo di cotone o sulle dita della vostra mano.

Se le orecchie del vostro cane hanno un distinto cattivo odore, potrebbe esserci un'infezione fungina nell'orecchio. Questa è spesso causata dall'acqua o da residui intrappolati nel canale uditivo, come pure da allergeni comuni come la polvere, il fango, il fumo di sigarette, il polline, le piume o i prodotti di pulizia per la casa. Per pulire ed eliminare la fermentazione nell'orecchio usate metà aceto e metà acqua filtrata una volta o due al giorno nell'orecchio, usando una siringa piccola o un contagocce per applicare la soluzione oppure, se il vostro cane ha orecchie sensibili, applicatela con un batuffolo di cotone e massaggiate delicatamente intorno all'esterno dell'orecchio.

Per combattere le infezioni fungine, potete usare la cannella di Ceylon, non quella cinese, che contiene curcumina, un fluidificante naturale del sangue che può inibire la coagulazione. Mescolate un ottavo di cucchiaino da tè per 5 kg di peso corporeo di cannella di Ceylon nel cibo secco del vostro cane fino a due volte al giorno per inibire funghi della pelle indesiderati.

Pulci e Zecche

Poche gocce di olio di geranio rosa o di olio di neem applicato al collare del cane aiuta a respingere zecche e pulci indesiderate. Si può anche applicare una goccia direttamente dietro ciascuna scapola e una goccia alla base della coda. Usatelo in uno spray con una goccia di olio di geranio su 50 gocce di olio vettore. La miscela di olii dovrebbe essere applicata ogni 3/5 giorni. Potreste doverne usare di più su cani più grandi o con pulci o zecche più ostinate. Per scoraggiare questi persistenti insetti nocivi potrebbero volerci da 3 a 4 gocce. Moderazione in tutte le cose!

L'olio di geranio rosa è noto per ridurre la stanchezza e migliorare l'umore, cosicché ottenete due benefici usando questo famoso olio essenziale. Trattate la casa, dove dorme il cane, i tappeti e anche la macchina, se trasportate i vostri animali.

Morsi di Insetto

Per trattare una puntura di ape o di vespa rimuovete per prima cosa il pungiglione. Un metodo è far passare il bordo di una targhetta di plastica, tipo una carta di credito, contro la zona del morso per sradicare il pungiglione. Successivamente, fate un cataplasma con un cucchiaino di bicarbonato di sodio, acqua fredda e aceto.

Applicatelo sull'area colpita e lasciatelo posare sulla pelle per 10 minuti, poi risciacquate. Secondo il clima o il temperamento del cane, potreste provare a creare una compressa calda, usando acqua bollente; strizzatela e applicatela sopra il cataplasma di bicarbonato.

Per una reazione allergica, date il Benadryl® per uso umano (due milligrammi per chilo di peso del cane) ogni sei ore. Il Benadryl è sicuro per animali domestici ed efficace per la maggior parte delle reazioni allergiche in animali e persone.

Come per le persone, potrebbe dare sonnolenza al cane. Per rigonfiamenti, orticaria o qualsiasi altra grave reazione allergica causata da punture di insetti, date il Benadryl (fate una tasca per la pillola in un pezzo di formaggio o in un wurstel, funziona bene) e cercate subito un pronto soccorso.

Altra opzione per la puntura di insetti senza pungiglione è una soluzione fatta di olio essenziale di lavanda e sesamo. L'olio di lavanda è antibiotico, antifungino e antibatterico. E, in più, ha un sapore terribile e previene il leccamento della ferita nella maggior parte dei casi.

Ansia da separazione

Molte situazioni possono portare i vostri animali all'ansia da separazione, in particolare nel corso dei recenti anni scorsi, in cui siamo stati rintanati in casa per scuola e lavoro (pandemia).

Il tocco fisico o la rassicurazione mentale fanno molto, come pure andare a fare una lunga camminata o una corsa prima di uscire, dare un giochino o uno snack per calmarlo o lasciargli a disposizione la sua coperta preferita o magari una maglietta che ha il vostro odore. Un'idea è prepararsi e fare finta di uscire diverse volte al giorno, perché il vostro animale si abitui a vedervi mettere le scarpe, prendere le chiavi, etc.

Vomito, Indigestioni e Ruttini

Provate con un piccolo pezzo di radice di zenzero con un po' di miele o ghee per i problemi di stomaco leggeri. Cercate sempre il veterinario in caso di qualsiasi segno persistente di vomito, diarrea o diarrea con sangue.

La polvere di triphala è un buon supporto digestivo (oltre ad aiutare il sistema respiratorio e circolatorio). Aiuta quando viene usata come tonico distensivo per cani o gatti dalla pancia sensibile (e specialmente per le persone!). La misura della porzione consigliata è di un quarto di cucchiaino per ogni 10 kg. Iniziate lentamente.

Per indurre il vomito, se sapete che il vostro animale ha introdotto qualcosa di tossico, date immediatamente al vostro cane una soluzione di perossido di idrogeno (acqua ossigenata) di un cucchiaino ogni 2/3 kg di peso corporeo. Questo indurrà il vomito.

Crisi Epilettiche negli animali domestici - Convulsioni e Tremori

I rimedi naturali sono pensati per aiutare a diminuire la frequenza o la gravità delle crisi, non necessariamente alleviarle, benché potrebbe essere possibile se la causa è la tossicità (per esempio da cioccolato, caffeina, torsoli di frutta con semi, etanolo, veleno di topi, insetticidi e xilitolo), il calore, la disidratazione o qualche allergia alimentare. Le cause di fondo devono sempre essere indagate da un veterinario prima di provare i rimedi naturali.

SE SOSPETTATE UN AVVELENAMENTO, CHIAMATE IL CENTRO ANTIVELENI VETERINARIO DELLA VOSTRA ZONA.

Le cose da notare sono: quello che il cane (o il gatto) stava facendo quando la crisi è iniziata, quanto è durata e la sua gravità, se ha colpito entrambi i lati o solo uno. Annotate l'episodio su un calendario in modo da poter dare al veterinario più informazioni possibili. Le crisi che durano oltre i 3 minuti o sono a grappolo (ricorrenti o più di 2 nell'arco di 24 ore) richiedono immediati trattamenti medici. Alcuni casi potrebbero richiedere la prescrizione di farmaci da un veterinario.

Crisi epilettiche e Olio di Cocco

La maggior parte dei cani possono assumere l'olio di cocco e sono state riportate diverse esperienze che lo indicano benefico per la loro salute. Gli studi suggeriscono che il dono più grande e impressionante fatto ai cani da questo olio, sia la riduzione delle crisi epilettiche nei cani affetti da epilessia.[20]

Si inizia con piccole quantità, controllando le reazioni e fino a raggiungere la quantità consigliata, che per la maggior parte dei cani è un cucchiaino di olio di cocco per 5 kg di peso corporeo (un cucchiaio da tavola per 15 kg di peso corporeo) al giorno.

---

[20] L'olio di Cocco va bene per i Cani? Whole Dog Journal (wholedogjournal.com)

Erbe Occidentali per le Crisi Epilettiche

Per trattare le crisi epilettiche vengono usate, sia in forma di tintura che in capsule, molte erbe naturali che teniamo solitamente in cucina, come il cardo mariano, la valeriana, la paglia d'avena. Il cardo mariano viene spesso consigliato dai veterinari olistici da usare congiuntamente con il fenilbarbiturico. Per il suo contenuto antiossidante e le proprietà antinfiammatorie, questa erba aiuta a trattare i problemi di fegato che sono un effetto collaterale del farmaco.[21] La radice di valeriana, un blando sedativo, e la paglia di avena, un'erba calmante, aiutano i cani che soffrono di crisi epilettiche indotte da stress ed ansia.[22]

State con il vostro cane finché non supera la crisi. Più lungo è l'attacco, più alta può salire la temperatura del cane, incrementando il rischio di danno cerebrale. Potete aiutarlo raffreddando il suo corpo con dei sacchetti di ghiaccio posti sulla collottola e/o sulla pancia. È stato dimostrato che porre un sacchetto ghiacciato sulla collottola del cane durante una crisi epilettica diminuisce la gravità e la durata dell'attacco. Se non avete i sacchetti di ghiaccio potete usare acqua ghiacciata sulle orecchie e sul muso.

Appena il cane esce dalla crisi, lo zucchero nel suo sangue può essere basso. Dargli un piccolo gelato

---

[21] [22] 5 trattamenti olistici per l'epilessia nei cani · The Wildest

alla vaniglia completamente naturale, del miele o sciroppo d'acero naturale, aiuterà a far risalire i livelli di zucchero. Fatelo seguire da una proteina come un piccolo snack, un bastoncino di formaggio, una cucchiaiata di formaggio morbido, pollo, etc. per aiutarlo a stabilizzare quei livelli di zucchero[23]

Per ulteriori informazioni:

Rimedi Naturali alle Crisi Epilettiche nei Cani - Condizioni Trattate, Procedura, Efficacia, Recupero, Costo, Considerazioni, Prevenzione:

https://wagwalking.com/treatment/natural-seizure-remedies

---

[23] Epilessia Canina: 12 Importanti Suggerimenti se il Tuo Cane ha una Crisi | 4Knines®

Nota da Lisa Lowe, Proprietaria del Rifugio del Cane, su Test e Veterinari

Se pensate che ci sia qualcosa che non va, ma non ne siete sicuri, prendete in considerazione di far fare almeno qualche analisi del sangue.

Considerate la radiografia del torace e del corpo, così saprete per certo che tutto va bene, perché i cani sono davvero stoici, possono nascondere il dolore per mesi!

Il dottor Naram prescriveva il detox per cani: potete far fare al vostro cane un digiuno di frutta per un paio di giorni. Meloni e melograni sono un'ottima scelta.

Potete anche tenerli solo ad acqua per un giorno o due, perché qualche volta è proprio il digiuno la cura. Digiunare alcuni giorni è un'ottima medicina.

Per la maggior parte dei proprietari di animali domestici, vale sicuramente la pena recarsi dal veterinario a fare una visita ed un esame di laboratorio per stabilire il percorso migliore da seguire.

Lisa Lowe si occupa di salvataggio animali dal 2009 con l'associazione *Good Deeds-Light Heart Animal Rescue*. Specialista in nutrizione animale come maestra erborista e alchimista. Durante molti anni di studio privato e di esperienza, ha continuamente allargato i confini della medicina veterinaria tradizionale, delle medicine alternative e del Siddha-Veda (sotto la guida del dottor Pankaj Naram ed il dottor Clint Rogers).

Animali Domestici E Malattie della Pelle

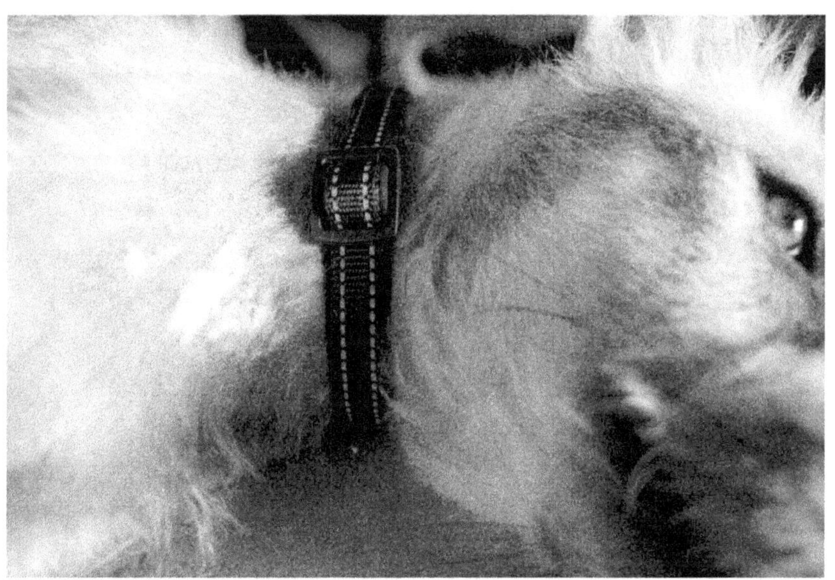

Ascessi

Gli ascessi sono causati da infezioni batteriche che entrano nella pelle attraverso un morso, una zampata o una ferita. L'infezione si può diffondere nel flusso sanguigno, se non trattata. Potrebbero volerci da 3 a 7 giorni dopo la ferita perché si manifestino l'infezione e l'ascesso. Se c'è a disposizione un veterinario qualificato, sarebbe il caso di aprire e drenare l'ascesso e trattare, se necessario, con antibiotici. In una situazione di emergenza, si può pulire bene la ferita per aprirla in modo che il pus fuoriesca. Agite con delicatezza per non fare troppa pressione ed evitare che l'infezione entri nel flusso sanguigno. Una volta drenata, potete applicare cuscinetti riscaldanti e compresse calde sulla ferita. La situazione può diventare molto pericolosa con un animale che ha dolore e non vuole essere disturbato! Per alcuni cani potrebbe rendersi necessaria una museruola.

Tumori dei mastociti

I tumori cancerosi possono trovarsi sia sulla superficie della pelle sia al di sotto.

Guardate il video del dottor Naram sulla guarigione di un cane con la sindrome di Cushing ed un tumore al cervello:
https://youtu.be/4aDUZo45qls

Cisti Sebacea

Una cisti sebacea è una protuberanza più piccola che assomiglia ad un piccolo brufolo o una verruca che contiene una sostanza grassa. A meno che non s'infetti, è innocua.

Se il vostro animale se la morde, prendete in considerazione di mettergli un collare elisabettiano.

Se si infetta, la maggior parte risponde bene alla curcuma applicata esternamente. Si possono usare delle compresse calde per aiutare il drenaggio naturale della cisti. Applicatele 3-4 volte al giorno per 10-15 minuti al giorno per aiutare a ridurre il gonfiore. Un'altra opzione è mettere sulla cisti olio di ricino che è antibatterico, antivirale e antifungino.

Se la Pelle è troppo secca

Per lenire un persistente prurito alla pelle, provate a spruzzare quotidianamente un infuso di camomilla frizzante. Preparate la tisana come il solito (adeguate la quantità di acqua da aggiungere alla bustina di camomilla per diminuire o aumentare la forza), fatela raffreddare prima di versarla in uno spruzzino di plastica senza BPA e mettetela nel frigorifero (3-5 giorni).

La pasta di farina di avena (fatta con acqua e avena macinata finemente) applicata sulla pelle per 10 minuti, poi risciacquata con acqua calda, può aiutare ad alleviare il prurito, ma il vostro cane potrebbe non farvi avvicinare alla zona irritata.

Considerate anche che il prurito potrebbe essere connesso a pulci o allergie. Applicare un velo di olio alla vitamina E, olio di neem, oppure olio di lavanda, può dare sollievo ad una pelle secca.

Animali Domestici con Lipomi

– Rimedio Casalingo

- Mezzo cucchiaino di polvere di Coriandolo
- mezzo cucchiaino di polvere di Cumino
- mezzo cucchiaino di polvere di Curcuma
- mezzo cucchiaino di polvere di Sale di Roccia
- mezzo cucchiaino di polvere di Fieno Greco
- un quarto di cucchiaino di polvere di Zenzero secco
- un quarto di cucchiaino di polvere di Ajwain
- 4 pizzichi di polvere di Assafetida

Bollire gli ingredienti in 300 grammi di acqua per 3-4 minuti e poi servire tiepido. Può essere preso/bevuto in ogni momento, prima o dopo i pasti.

- Inoltre: mezzo cucchiaino di ghee; un quarto di cucchiaino di curcuma; un quarto di cucchiaino di pepe nero; funziona alla grande per foruncoli nei cuccioli e negli umani! Noi (io e il mio cucciolo) lo prendiamo mattina e sera. Ci rende la pelle morbida e la ripulisce dalle impurità.

- Heidi Aden

Consigli Dietetici

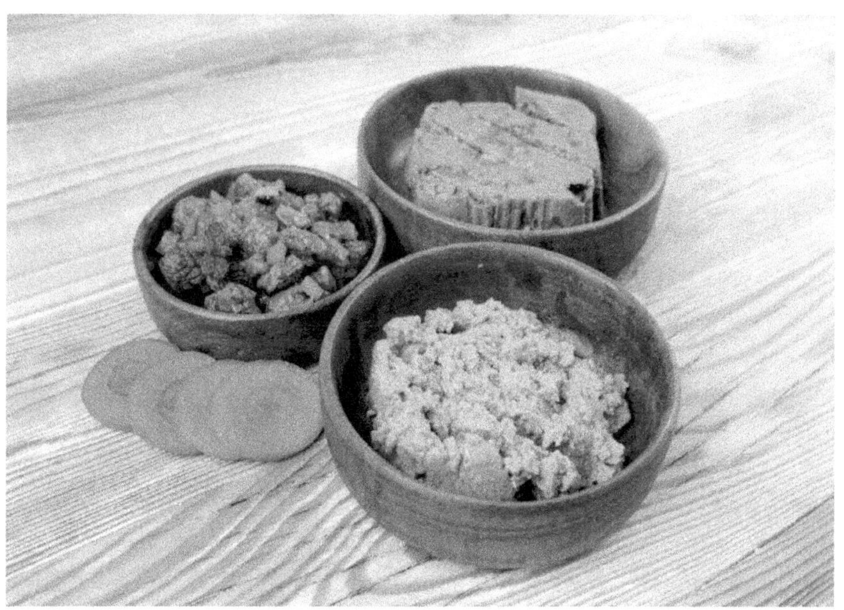

Ciò che è una medicina per uno, può essere un veleno per un altro: inizia sempre con
PICCOLI CAMBIAMENTI
quando si tratta dei tuoi animali domestici

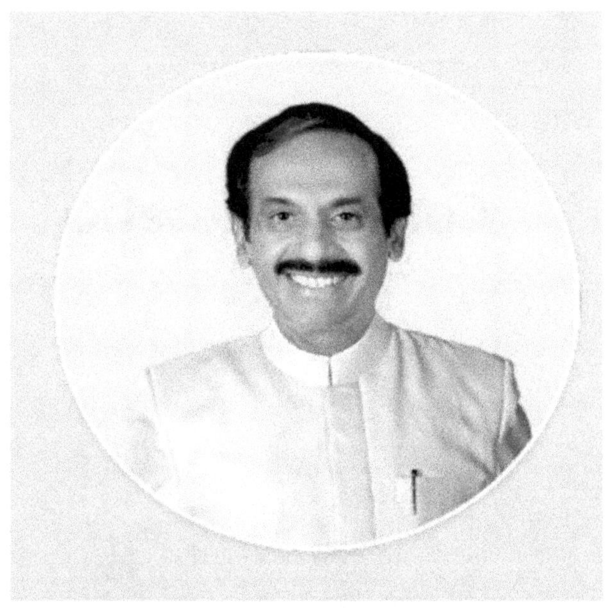

Se il cibo per il tuo animale domestico è:

ARTIFICIALE

INSCATOLATO

CONGELATO

MORTO

il tuo animale si sentirà

CONGELATO

INSCATOLATO

ARTIFICIALE

MORTO

~ Dottor Pankaj Naram (adattata)

Dieta per il vostro Cane

La miglior scelta per il vostro cane sono i tagli magri di carne e verdura (se il cane li mangia). Preferite le crucifere. I broccoli hanno tante proteine, quasi come la carne. Certe verdure, incluso cavolfiori e rape, hanno proprietà che combattono le malattie.

Un altro punto da considerare è che il cane reagisce all'odore. Se il vostro cane inizia a perdere appetito, aromatizzate leggermente il suo cibo con spezie adatte ai cani, come il cumino, il coriandolo, la curcuma e lo zenzero, così come fareste per il vostro cibo. Non date mai da mangiare al cane cipolle o aglio, a meno che non abbiate testato gli effetti sul vostro animale e sappiate esattamente come aggiungerli senza rischi.

- Evitate i cereali o scegliete cibi che hanno meno cereali possibile.
- Il riso è una buona alternativa ai cereali

Altre opzioni:

Eliminate il più possibile dall'ambiente del vostro animale i prodotti chimici, come pesticidi, prodotti per la pulizia, erbicidi, etc.

Fate un lavoro di energia sul vostro animale come il Reiki. Potete imparare il Reiki per voi stessi ed i vostri animali domestici.

Date al vostro animale il 100% della vostra attenzione, quando potete. Mettete da parte il cellulare, spegnete la TV e tenete un contatto visivo. State con il vostro bambino peloso. Gli animali domestici amano la routine e la vostra attenzione.

Cibo per Animali Sicuro e Naturale

- Burro di arachidi, naturale, senza zucchero: Quale cane non ama il burro di arachidi? È uno spuntino che piace molto e lo farà scondinzolare! Benché sia sicuro per il cane, state attenti alle quantità. Il burro di arachidi ha un alto contenuto di grasso e potrebbe portare ad un aumento di peso.

- Salmone: Sia cani che gatti assumono solo una piccola parte degli omega-3 di cui hanno bisogno. Il salmone fresco fornisce grasso sano, proteine e omega a loro utili ed è un delizioso cibo premio per entrambi, cani e gatti!!

- Uova: sono un'ottima fonte di proteine e ferro sia per cani che per gatti! Avanti, fategliene uno strapazzato, mentre preparate la vostra colazione, ma state attenti a non aggiungere nessun altro condimento!

- Mele: Le mele sono un altro ottimo cibo premio, ricco di vitamina A e vitamina C, ma assicuratevi di rimuovere i semi ed il torsolo. Le mele sono eccezionali perché aiutano a ripulire i residui dai denti del cane e aiutano a rinfrescargli l'alito! Se il vostro cane non ama le mele, provate con un piccolo pezzo su cui spalmate un poco di burro di arachidi.

- Melone: I benefici del melone per i cani? Il frutto in sé è un tipo di cibo salutare e ricco di nutrienti - vitamina A, B6, C e potassio. In più, ha solo 50 calorie per circa 200 grammi di prodotto e il 92% di acqua, perciò è straordinario per l'idratazione in una giornata calda. Non ha nemmeno grasso o colesterolo, per cui è da consumare assolutamente "senza sensi di colpa". [24]

- Broccoli: potrebbe essere difficile da credere, ma alcuni cani gradiscono davvero i broccoli! Sono ricchi di fibre e di vitamina C, ma poveri di grassi, il che li rende un cibo premio sano e nutriente per il vostro cane. Potete servirli crudi o cotti se non viene aggiunto condimento! I cuccioli potrebbero non essere capaci di digerire i broccoli crudi.

- Carote: queste verdurine sono uno spuntino a basse calorie, perfetto da masticare! Le carote sono piene di vitamine, minerali e fibre. State solo attenti a dare al vostro cane dei pezzetti che possa gestire e mangiare in sicurezza senza strozzarsi.

- Piselli: i piselli verdi sono un cibo premio eccellente e sano e si trovano comunemente come ingredienti in molte marche di cibo per cani.

---

[24] 10 migliori Frutti che il vostro Bulldog francese ha bisogno di mangiare.

- Avocado: fornisce vitamine A, C, E e B6 che sono ottime per la cute ed il pelo del gatto. Il rischio nel dare l'avocado agli animali domestici è dovuto al fatto che il contenuto alto di grasso può influire sul pancreas. Può anche causare disturbi intestinali e diarrea. Le porzioni dovrebbero essere mantenute piccole per i gatti, dato che l'avocado è ricco di grassi. E, naturalmente, assicuratevi di aver rimosso interamente la pelle e il nocciolo prima di servirli ai vostri animali, perchè che contengono persina, che è nociva per gli animali domestici.

- Zucca: La zucca è un eccellente "superfood" e un cibo-premio perfetto in autunno e inverno! È ricchissimo di sostanze nutritive e aiuta persino a mantenere forti e sani cute e pelo.

- Semi di Zucca: Quando date i semi di zucca al vostro cane, meglio servirglieli puliti, pelati, arrostiti e macinati. Non lasciate che i vostri animali mangino semi crudi!

- Ghee: Offrite un cucchiaino di Ghee ai vostri animali SANI al mattino prima della loro colazione. Adorano leccarlo dal cucchiaio! Il Ghee li aiuta a formare ossa robuste e lubrifica le anche e le articolazioni. È anche ricco di vitamina A ed è fantastico per il sistema immunitario del cane. Il Ghee aiuta anche a migliorare la salute del cervello e le funzioni cognitive come la vista. Tuttavia gli animali con diabete o altri disturbi potrebbero avere difficoltà nel digerire il ghee.

• Formaggio: Chi non ama un po' di fontina o di mozzarella? Ma ricordate che il consumo deve essere molto limitato (con molto sgomento delle razze canine di ogni dove!) Molti cani sono intolleranti al lattosio e, se esagerano, potrebbe essere causa di disturbi gastrointestinali.

• Yogurt o Kefir: Un altro cibo premio a base di latte, lo yogurt o il kefir senza aromi e senza zucchero è uno snack ottimo e salutare, che darà al vostro cane dei buoni probiotici. Quale cane non ama leccarne un cucchiaio? Provate lo yogurt gelato o il kefir con qualche frutto per un bello stuzzichino rinfrescante! Dato che yogurt e kefir sono a base di latte, ricordate di limitarli come premio ai cani che sono intolleranti al lattosio!

Gatti e Verdure

• Provate a dare al vostro gatto qualche verdura tagliata a pezzetti! I gatti hanno bisogno di fibra. Se non la assumono, fate crescere voi o acquistate qualche piantina adatta ai gatti e mettetegliela a disposizione.

• Potreste anche dare al vostro gatto qualche carota cotta in forno o al vapore, della zucca o dei broccoli per fargli assumere la giusta dose di fibre. Per i gatti, niente condimenti.

Dieta Speciale per Gatti Malati e/o Anziani (Alimenti Prima Infanzia)

- Per gatti anziani, malati o con problemi dentali: Alimenti di prima infanzia Prima Fase, pollo in brodo, tacchino in brodo e carne in brodo. Questi preparati contengono solo carni e brodo, quindi sono sicuri per il vostro gatto.

- La maggior parte non contengono amidi e dovrebbero venire incontro ai naturali bisogni carnivori del vostro gatto.

Alimenti Prima Infanzia Seconda Fase: Carni con salsa

Questa linea di prodotti comprende ricette con prosciutto, tacchino, pollo e carne bovina. Sono tutti preparati senza aglio, cipolla o altri condimenti. Le ricette semplici contengono solo carne, acqua e amido di mais. Anche se l'amido di mais non è ideale per i gatti, potrebbe essere un'aggiunta accettabile nella loro dieta se il gatto è malato o in estrema carenza nutritiva.

Alimenti Prima Infanzia DA NON DARE al vostro gatto

Prima di dare al vostro gatto gli alimenti prima infanzia, leggete la lista degli ingredienti. Non date al vostro micio alcun cibo che contenga i seguenti ingredienti:

- Cipolla
- Aglio
- Zuccheri o dolcificanti aggiunti
- Olio di canola o altri oli vegetali
- Certe verdure come pomodori, erba cipollina
- Sale
- Latticini (il latte di capra va bene)

Controllate altre aziende di cibi per bambini presenti sul mercato, se contengono additivi o conservanti.

Per quanto tempo si può dare al gatto il cibo per bambini?

•Il gatto può mangiare solo cibo per bambini per circa 2-3 giorni prima che sia necessario farlo ritornare ad una dieta nutrizionalmente completa, bilanciata cruda, fatta in casa, leggermente cotta o confezionata in scatola.

Per ulteriori informazioni: I Gatti Possono Mangiare Gli Alimenti Prima Infanzia dei Bambini? I Migliori Alimenti Prima Infanzia per Gatti - Wildernesscat

Mung per Cani e Gatti vagabondi - Carol Ray

- 30% Fagioli Mung cotti e germogliati
- 5% Olio di salmone
- 4% Uova strapazzate
- 10% Carote, piselli, fagiolini, foglie di tarassaco
- 1/2 % Ghee
- 1/4 % Ashwagandha liquida
- 1/4 % Polvere di Curcuma
- 50% Riso per i carboidrati

Questa è solo un'idea per le situazioni in cui non è disponibile il cibo pronto del negozio. È un punto di partenza. Può essere miscelato con un frullatore elettrico o a mano. Si possono confezionare delle porzioni individuali e refrigerarle per usarle quando servono. Aggiungete o togliete ingredienti, secondo le preferenze o i bisogni di salute del vostro cucciolo.

Cibi Nocivi per Animali Domestici

- Cioccolato: Probabilmente sapete che questo cibo è notoriamente nocivo per i vostri animali, ma lo si deve menzionare! Il cioccolato è tossico sia per cani che per gatti a causa dell'effetto chimico della teobromina che potrebbe anche portare alla morte. Non solo non dovreste dare il cioccolato al vostro animale, ma anche conservarlo in un luogo fuori dalla sua portata.

- Uva: La maggior parte delle persone non lo sa ma, oltre al rischio di strozzarsi, l'uva è altamente tossica per i vostri animali. Il consumo persino di una piccola quantità di uva potrebbe portare a danni renali e morte.

- Frutta Secca: Le noci di Macadamia non sono tollerate e fanno male al vostro animale. Sebbene sia improbabile che causino morte, indubbiamente portano significativi danni alla salute dei tessuti e non vanno bene per il nostro cucciolo. Evitate anche le mandorle, le noci di pecan e i pistacchi.

- Semi: evitate di dare al vostro cane i semi di girasole e i semi di zucca crudi.

- Aglio, cipolle, erba cipollina e porri sono tutte piante del genere Allium e NON DEVONO ESSERE DATE AI CANI. L'aglio, sia crudo che cotto, è considerato dalla maggior parte dei veterinari tossico per i cani. Tuttavia, qualcuno è riuscito a

---

[25] I cani possono mangiare l'aglio? | PetMD

dare piccole quantità di aglio fresco tritato ai loro cani senza incidenti.

• Mangiare una certa quantità di aglio potrebbe anche uccidere un gatto, se non gli viene data assistenza veterinaria.

• Le cipolle sono dannose per i cani. Se il vostro cane mangia cipolle, potrebbe andare incontro ad anemia, gastroenterite e/o danni alle cellule rosse del sangue. (I cani non sono allergici alle piante di questo genere, ma le piante contengono Disolfuri e tiosolfati di N-propile.)[25]

• Funghi: LA MAGGIORANZA DEI FUNGHI CHE SI ACQUISTANO NEI NEGOZI SONO SICURI PER I CANI. Tuttavia i funghi selvatici sono altamente pericolosi e tossici. La forma più comune di avvelenamento da funghi documentata nei cani è dovuta alla tossicità che viene dalla Tignosa Verdognola della specie Amanita. Si ritiene che i cani siano attratti dagli esemplari di questa specie a causa del loro odore di pesce. Potrebbe essere difficile avere la certezza che il vostro animale abbia ingerito funghi selvatici, a meno che non lo abbiate visto mangiarli o vomitare funghi. Al primo sospetto di ingestione, recatevi immediatamente in una clinica veterinaria o un pronto soccorso. Se possibile, portate un esempio del fungo avvolto in un sacchetto di

---

[25] Cani possono mangiare aglio? PetMD

carta (non di plastica) dato che l'identificazione del fungo è utile per la diagnosi. In particolare le Amanita phalloidi (altrimenti conosciute come Tignose Verdognole) sono le più tossiche.

• L'ingestione di funghi può essere altamente tossica e un rischio potenzialmente pericoloso per la vita del vostro animale. L'accumulo di tossine nel sistema del cane può portare a blocco renale o epatico con coma o morte molto probabili. Se sospettate che il vostro cane abbia mangiato funghi selvatici non aspettate che appaiano i sintomi. Portate immediatamente l'animale dal veterinario per identificare in anticipo il tipo di fungo. L'identificazione e le pronte misure di emergenza per ridurre i livelli di tossicità nel sistema del cane sono passi cruciali per il suo recupero.[26]

• Ossa cotte: Molti proprietari di cani danno l'osso al cane, una volta che è stato spolpato. Tuttavia, dovreste sapere che gli ossi cotti possono facilmente scheggiarsi e un osso scheggiato potrebbe entrare nel tratto intestinale del cane e causare qualche brutto danno. Invece, è meglio dare ossa crude! Si raccomanda di chiedere al vostro veterinario un consiglio per qualche giocattolo o prodotto da masticare sicuro per il vostro animale, in base alla sua età, alla condizione dei denti o tendenze masticatorie.

---

[26] Avvelenamento da Funghi nei Cani - Sintomi, diagnosi, Trattamento

• Le uova crude non sono consigliate per cani (benché altri le ritengano innocue) e sono considerate nocive per varie ragioni. Primo, le uova crude potrebbero essere contaminate con batteri e possono trasmettere infezioni come E. coli e Salmonella. È stato dimostrato che il rischio della Salmonella è significativamente maggiore nei cani che mangiano uova crude. Non solo questi batteri possono causare malattie serie nei cani (e nei loro proprietari), ma queste infezioni potrebbero essere difficili da trattare.[27]

• In aggiunta ai problemi relativi alla sicurezza alimentare, ci sono problemi nutrizionali rispetto alle uova crude. L'albume dell'uovo contiene una proteina chiamata avidina, che lega la biotina, una vitamina B. La biotina non è considerata un nutriente essenziale per i cani, cioè non è necessario che sia presente nella loro dieta, dato che i cani possono sintetizzarla da soli. Oltretutto, dare uova crude può indurre deficienza da biotina, dato che la biotina sintetizzata è legata dalla avidina e non può essere utilizzata dal cane.

• Gusci d'uovo: Non sono consigliati i gusci d'uovo per i cani. Sono composti in predominanza da carbonato di calcio, che è un composto molto ricco di calcio e altamente digeribile. Ciò fornisce una grossa dose di calcio in aggiunta a quello presente nella dieta principale del cane. Le dosi raccomandate di

---

[27] Cani Possono Mangiare le Uova? | Great Pet Care

calcio sono piuttosto rigide per i cani e ancor più per i cuccioli in crescita. Aggiungere del calcio extra può facilmente squilibrare la dieta, specialmente se proviene da una fonte come i gusci d'uovo che sono ricchi di calcio ma carenti di fosforo. Lo squilibrio della proporzione calcio/fosforo può influenzare la vitamina D e avere effetti sul metabolismo dello scheletro.[28]

• Un'alternativa al calcio è dare semi di sesamo macinati. Provate con una piccola quantità, fino a mezzo cucchiaino al giorno, distribuendoli sopra il loro spuntino. Controllate sempre segni di reazione allergica o dolori addominali quando introducete qualcosa di nuovo.

• Alcool: L'alcool ha lo stesso effetto sui cani come sulle persone, ma in dosi molto più piccole. Per coloro che hanno gatti, è ancora più imperativo non tentare di fare un brindisi con i vostri amici felini. Persino quantità minime di alcool possono portare gravi danni al cervello o blocchi al fegato.

• Aspartame e Xilitolo: Non li troverete nel frigo di casa, ma dentro alcune preparazioni alimentari. Se date da mangiare al vostro cane qualcosa che ha un'etichetta sopra, assicuratevi che non ci siano queste sostanze chimiche. Sono sostituti dello zucchero e la maggior parte si trovano in prodotti da forno, yogurt, gomme da

---

[28] Quanta farina di ossa devo dare al mio cane? (thefaithfuldog.com)

masticare e caramelle. Persino piccole quantità consumate potrebbero condurre a pericolosi cali di pressione del sangue, danni ai reni e anche alla morte.

Proprio come qualsiasi cosa può essere un veleno o una medicina, la dieta del vostro animale dovrebbe essere specifica per il suo stato di salute, le sue preferenze, il suo livello di attività, oltre alle disponibilità nella vostra zona. Fate un controllo con il vostro veterinario prima di fare qualsiasi cambiamento radicale nella dieta del vostro animale.[29]

Dog Food Advisor - fornisce aggiornamenti sui cibi che sono stati richiamati: (https://www.dogfoodadvisor.com/recall-alert-confirmation/) e può dare una panoramica sugli ingredienti del cibo che acquistate: https://www.dogfoodadvisor.com/dog-food/reviews/

---

[29] Cani Possono Mangiare Carne Cruda? | PetMD

Preparare Il Cibo Per Il Vostro Cane - Lisa Lowe

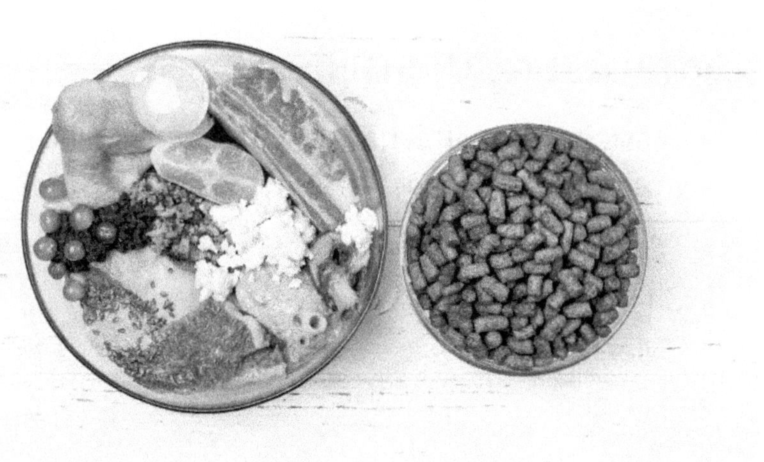

Lisa Lowe si occupa di salvataggio animali dal 2009 con l'associazione *Good Deeds-Light Heart Animal Rescue*. È specialista in nutrizione animale come maestra erborista e alchimista. Durante molti anni di studio privato e di esperienza, ha continuamente allargato i confini della medicina veterinaria tradizionale, delle medicine alternative e del Siddha-Veda (sotto la guida del dottor Pankaj Naram e del dottor Clint Rogers).

Croccantini per Cani Fatti in casa

Cosa è necessario per fare i vostri croccantini Mung/Cibo secco:

Attrezzatura/Utensili:

- Essiccatore (alternativa: cottura in forno)
- Teglia per biscotti
- Carta da forno o 1 cucchiaino di ghee per la teglia
- Macinino
- Mixer
- Tasca da pasticciere (sac à poche)

Ingredienti:

- ½ tazza di fagioli mung verdi
- Un pizzico di sale nero
- 1 tazza di patate dolci a cubetti (pelate)
- ½ tazza di mirtilli

- 1 tazza di foglie di tarassaco (lavate, tolti i gambi)
- 1 tazza di carote fresche - grattugiate o tagliate finemente
- 1 tazza di fagiolini
- 1 cucchiaino di ghee
- ¼ di cucchiaino di cumino
- ¼ di cucchiaino di zenzero grattugiato
- ¼ di cucchiaino di curcuma
- 60 ml di brodo di carne o pollo oppure brodo di ossa *

*Nota su Brodo e Animali Domestici

Anche i brodi commerciali "a basso contenuto di sale" potrebbero avere livelli di sodio troppo alti per molti cani, cosicché non sono consigliati agli animali con problematiche di salute. Inoltre assicuratevi di controllare che nei brodi commerciali non siano presenti altri ingredienti che potrebbero essere gustosi per noi, ma tossici per gli animali (cipolla, aglio, zucchero, ecc.).

Opzioni per fare il vostro brodo:

La ricetta più sicura è far bollire carne non condita e/o verdure in acqua naturale per fare un brodo di base. Tuttavia, dato che non c'è modo di determinare il profilo nutritivo del brodo fatto in casa, i proprietari dovrebbero sempre consultare il loro veterinario per assicurarsi che gli ingredienti che usano non siano dannosi per gli animali domestici.

Consiglio: Aggiungere del brodo al cibo del vostro cane può essere una aggiunta di sapore a bassa caloria per la sua dieta. Ma, come per qualsiasi cambio di dieta, è sempre importante consultare prima il vostro veterinario!

Scritto insieme alla studentessa di veterinaria Rachel Hanford.

https://vetnutrition.tufts.edu/2020/10/boiling-it-down-adding-broth-to-your-pets-meals/

Istruzioni per fare la Farina di Mung:

Mettete a bagno i fagioli mung per tutta la notte o finché stanno quasi per germogliare. Sciacquateli completamente.

Cuocete i fagioli sul fuoco in 4 tazze di acqua con un pizzico di sale nero, per 45 minuti o più a lungo (finché non sono morbidi) oppure in una pentola a pressione secondo le istruzioni del produttore.

Non stracuocete i fagioli! Una volta cotti, sciacquateli, colateli e metteteli nell'essiccatore. Lasciateli per 4-6 ore, secondo la tipologia dell'apparecchio.

Alternativa all'Essiccatore: Mettete i fagioli in una teglia per biscotti su una griglia nel mezzo del forno, con temperatura impostata al minimo, di solito 82° C per 60 minuti, finché i fagioli sono secchi e duri. La temperatura varia a seconda del modello. Togliete i fagioli dal forno e metteteli nel frullatore o macinacaffè.

Congratulazioni! Avete appena fatto la farina di mung!

Fare I Croccantini

In una pentola media, cuocere le patate dolci a dadini, i mirtilli, le foglie di tarassaco e i fagiolini (spuntati ai due lati e tagliati in pezzetti di 3 cm).

In una pentola, mettete un cucchiaino di ghee a fuoco basso, poi aggiungete le erbe: cumino, curcuma e zenzero grattugiato e fate saltare per 3-4 minuti.

Mettete una tazza di farina di mung, le verdure cotte e le erbe in un frullatore. Usate la velocità alternata finché non è ben miscelata. Se necessario, si può aggiungere un po' di acqua o brodo vegetale o brodo di carne: la miscela dovrebbe essere abbastanza solida da tenere la forma e non essere troppo liquida.

Ponete circa un ottavo di tazza della miscela dentro una tasca da pasticciere (o sac-à-poche) e fate delle piccole palline sulla carta dell'essiccatore. Riempite la teglia.

Posizionate la teglia nell'essiccatore a bassa temperatura (57/70°C) per 60 minuti. Lasciatela disidratare fino alla consistenza di un croccantino semi solido. Togliete e conservate in un contenitore ermetico. Il tempo varia secondo il modello.

Metodo alternativo: porzionate la miscela dei croccantini con la tasca da pasticciere su una teglia piatta ricoperta di carta da forno. Cuocete in forno a 170/180° per 15/20', secondo la misura dei croccantini. I croccantini sono pronti quando diventano solidi e tengono la forma. Conservateli in un contenitore ermetico.

Io preferisco usare l'essiccatore e fare dei bocconcini piccoli, secondo della taglia del cane o dei cani.

Congratulazioni! Avete appena fatto in casa i vostri croccantini!

Potete fare dei biscotti nello stesso modo e cambiare la ricetta in base alle problematiche di salute del cane e al suo appetito.

Potete anche usare frutta e verdura differenti, disidratarli, polverizzarli e aggiungerli alle vostre ricette, quando serve.

Troverete la lista della frutta e della verdura sicura nelle pagine precedenti, mentre nelle pagine che seguono, Lisa Lowe condivide alcune delle sue ricette specifiche per problemi cardiovascolari e renali.

Ricette per Problemi Cardiovascolari

Miscela di erbe per il sistema cardiovascolare a Basso Sodio, per la Salute del Cuore - Ricetta 1 (Salmone)

- 330 grammi di salmone cotto
- 3 tazze di riso, quinoa o miglio
- 1 uovo sodo grande
- ½ tazza di fagiolini
- 1-3 foglie di spinaci crudi
- 1 cucchiaino di olio di fegato di merluzzo, facoltativo
- 3 cucchiaini di olio di cartamo
- ⅛ di tazza facoltativa di salsa di pomodoro biologica o pomodori freschi schiacciati o frullati

Cuocete il salmone e fatelo raffreddare

Cuocete il riso, la quinoa o il miglio.

Schiacciate l'uovo sodo

Amalgamate i fagiolini e le foglie di spinaci con l'olio di fegato di merluzzo e l'olio di cartamo.

Aggiungete alla miscela il riso/quinoa/miglio e mischiate con il salmone.

Aggiungete la salsa di pomodoro o i pomodori schiacciati o frullati (tolti semi, gambi e pelle)

Miscela di erbe per il sistema cardiovascolare - Ricetta 2 (Pollo e Fegatini di Pollo)

- 245 g di petto di pollo crudo da cucinare
- 145 g di fegatini di pollo cotti
- 1 ½ mela e mezza sbucciata e affettata
- ⅔ di tazza di mirtilli
- 1 tazza di broccoli crudi
- 10 cavolini di Bruxelles
- 1 tazza di cavolo
- 1 cucchiaino di olio di fegato di merluzzo
- 5 cucchiai da tavola di fagioli mung, frullati a consistenza burro
- 3 cucchiaini di olio di cartamo
- 4 cucchiaini di ghee
- ⅛ di tazza di salsa di pomodoro o pomodori schiacciati

Lessate il pollo finché è tenero.

Cuocete i fegatini finché non si sfaldano.

Frullate in piccoli pezzi mele, mirtilli, broccoli, cavolini, cavolo e fagioli mung, l'olio di fegato di merluzzo, l'olio di cartamo e il ghee.

Aggiungete la salsa di pomodoro o i pomodori schiacciati (tolti semi, gambi e pelle) con la miscela di erbe cardio e fegato e miscelate.

Miscela di erbe per il sistema cardiovascolare - Ricetta 3 (Pesce)

- 1 e ¼ tazza di fagioli mung
- 240 g di platessa/sogliola cotta
- 2 uova sode grandi
- ⅓ di tazza di mandorle macinate
- 1 e ¼ di tazza di broccoli crudi in pezzi
- ¾ di tazza di carote crude
- 1 cucchiaino di olio di fegato di merluzzo
- 5 cucchiaini di olio di cartamo
- 4 cucchiaini di Ghee
- 1 tazza di pomodori ciliegini crudi

Preparate i fagioli mung facendoli cuocere per 45 minuti dopo averli fatti germogliare il giorno precedente.

Lessate il pesce.

Schiacciate le uova sode.

Frullate in piccoli pezzi le mandorle, i broccoli, le carote, i pomodori, l'olio di fegato di merluzzo, l'olio di cartamo e il Ghee.

Aggiungete questa miscela ai fagioli e poi mischiate con il pesce..

Miscela di erbe per il sistema cardiovascolare - Ricetta 4 (Carne Bovina)

- 1 e ½ tazza di fagioli mung cotti
- 245 g di carne bovina, macinata e cotta
- 2 uova sode grandi
- ¼ di tazza di mirtilli
- 1 e ½ tazza di broccoli crudi a pezzi
- ½ tazza di carote crude
- ½ di piselli scongelati
- 2-3 foglie di spinaci
- ½ cucchiaino di olio di fegato di merluzzo
- 3 cucchiaini di olio di cartamo
- 3 cucchiaini di ghee

Preparate i fagioli mung facendoli cuocere per 45 minuti, dopo averli fatti germogliare il giorno precedente.

Cuocete la carne.

Schiacciate le uova sode.

Frullate in piccoli pezzi i mirtilli, i broccoli, le carote, i piselli, gli spinaci l'olio di fegato di merluzzo, l'olio di cartamo e il Ghee in piccoli pezzi.

Aggiungete questa miscela ai fagioli e poi unite la carne.

Miscela di erbe per il sistema cardiovascolare - Ricetta 5 (Pollo)

- 1 e ¼ di tazza di riso, quinoa o miglio
- 225 g di petto di pollo
- 4 uova grandi sode
- 1 e ½ di tazza di broccoli
- 6 cavolini di Bruxelles
- 1 tazza di piselli
- ½ cucchiaino di olio di fegato di merluzzo
- 3 cucchiaini di olio di cartamo
- 3 cucchiaini di Ghee

Cuocete il riso, la quinoa o il miglio.

Cuocete il petto di pollo.

Schiacciate le uova sode.

Frullate in piccoli pezzi i broccoli, i cavolini, i piselli, l'olio di fegato di merluzzo, l'olio di cartamo e il Ghee.

Aggiungete questa miscela al riso/quinoa/miglio e poi unite il petto di pollo.

*In tutte le ricette le verdure si possono cuocere al vapore le per facilitare la digestione del vostro cane, specialmente mentre sta facendo la transizione a questa dieta.

Cani con Problemi Renali

I reni sono un argomento vasto. La dieta varia, a secondo della problematica, se si tratta di energia bassa e debole, calcoli renali, o debolezza della schiena e delle zampe posteriori. Le seguenti ricette di base sono per funzioni renali basse con basso fosforo.

- 1 e ½ tazza di albume d'uovo o fagioli mung
- 1 e ⅓ di tazza di fagiolini
- ½ tazza di pere a cubetti
- 7 foglie di spinaci o di tarassaco
- 5 cucchiai di ghee
- 2 cucchiaini di olio di fegato di merluzzo
- 4 cucchiai di miele di manuka
- 3 e ½ cucchiai di olio di cartamo
- 1 cucchiaio di alghe marine o kelp
- ¼ di tazza di tofu compatto con solfato di calcio

Preparate e miscelate come nelle precedenti ricette, cuocendo i fagioli e frullando il resto degli ingredienti prima di miscelarli insieme.

Integrate con 150 mg di citrato di potassio al giorno.

Guida all'Alimentazione

Cane kg	calorie/giorno	grammi/giorno	tazze
2,5	231	121	¾
4,5	389	204	1 ½
7	527	277	2 ⅛
9	654	343	2 ⅔
11,5	774	406	3 ⅛
13,5	887	466	3 ⅔
Per cani più grandi raddoppiare le ricette			

Ricetta 2

- 1 ⅔ di tazza di albumi d'uovo cotti o di fagioli mung
- 1 ⅓ di tazza di fagiolini bolliti
- 7 foglie di spinaci o di tarassaco
- ½ tazza di pere
- 5 cucchiai di ghee
- 2 cucchiaini di olio di fegato di merluzzo
- 1 cucchiaino di olio di cartamo
- ⅓ di tazza di tofu compatto con solfato di calcio

Preparate come descritto sopra e integrate con 150 mg di citrato di potassio al giorno.

Ricetta 3

- 220 g di petto di pollo cotto
- 1 e ⅛ di tazza di albumi d'uovo o fagioli mung
- 1 e ⅔ di tazza di fagiolini
- 9 foglie di spinaci o di tarassaco
- ⅜ di tazza di pere
- 5 cucchiai di ghee
- 2 cucchiaini di olio di fegato di merluzzo
- 2 cucchiai di miele di manuka
- 8 cucchiaini di olio di cartamo

Preparate come descritto nella ricetta base per reni e integrate con 150 mg al giorno di citrato di potassio.

Guida all'Alimentazione

cane kg	calorie/giorno	grammi/giorno	tazze
4.5	389	288	2 ¼
9.0	654	384	2 ¾
13.5	887	520	3 ¾
18.0	1101	645	4 ¾
22.5	1301	763	5 ¾

Ricetta 4

- 330 g di petto di pollo
- ¾ di tazza di albumi d'uovo o fagioli mung
- 1 e ⅓ di tazza di fagiolini o zucchine
- 7 foglie di spinaci o di tarassaco
- 1 tazza di pere
- 3 cucchiai di ghee
- 2 cucchiaini di olio di fegato di merluzzo
- 3 cucchiai di miele di manuka
- 10 cucchiaini di olio di cartamo
- ¼ di tazza di yogurt bianco biologico

Preparate come descritto nella ricetta base per reni e integrate con 150 mg al giorno di citrato di potassio.

Alcune di queste ricette sono intercambiabili, solo sostituendo il tipo di carne, il bianco d'uovo o il tofu.

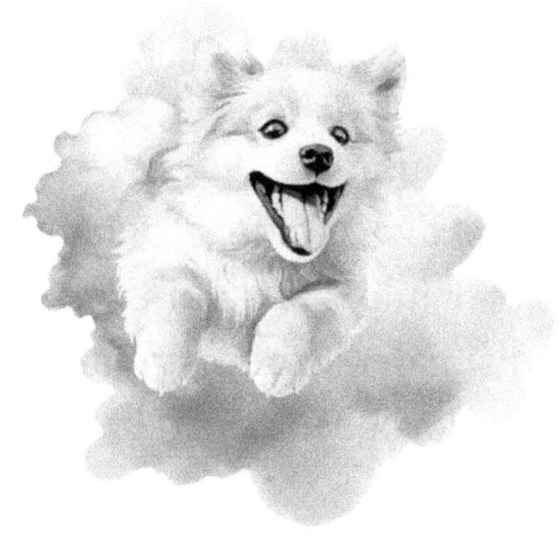

"Quando pensiamo a quei compagni
che hanno viaggiato al nostro fianco lungo la strada
della vita,
non diciamo con tristezza
che ci hanno lasciato indietro,
ma piuttosto, con dolce gratitudine,
che essi una volta erano accanto a noi."

~ Anonimo

Il nostro dono finale - dottoressa Susan Engman

Alcuni credono che non ci sia un capitolo finale nella relazione con coloro che amiamo. Ma inevitabilmente, loro lasceranno il loro corpo, alla fine della loro vita. Sebbene questa possa essere una prova a livello emotivo, proponiamo queste importanti considerazioni per aiutare voi e chi amate a sentirsi meno impotenti e avere conforto.

La relazione reciproca che avete con il vostro animale continuerà attraverso il tempo. Gli animali hanno anime che stanno connesse con voi persino quando non sono più nella forma fisica. Li portate con voi nel cuore e nei vostri ricordi per il resto del vostro tempo.

Una relazione con un animale amato è profonda. Il nostro animale ci dà amore ed accettazione incondizionati, un tocco fisico, una connessione di anima, un migliore amico, una fonte di nutrimento e di sostegno. Loro possono essere i nostri cuori esterni.

Sentimenti di mancanza e di dolore sono normali ed universali al momento della perdita. Sfortunatamente, in alcune culture le persone minimizzano e negano i sentimenti di dolore e di perdita che vengono dalla morte del nostro amico animale. Se avete esperienza di persone che non onorano o rispettano quello che voi state passando, rendetevi conto che non hanno avuto la benedizione di una tale relazione.

Non rivolgetevi a loro perché vi capiscano e vi confortino. La loro reazione riguarda loro stessi e non è un giudizio su di voi. Ci sono così tante persone che comprenderanno nel profondo quello che state passando e vi offriranno compassione. Per un supporto ulteriore e per comprendere che non siete soli, cercate online. Ci sono abbondanti risorse disponibili come gruppi di supporto, libri, video, film e persone con cui parlare direttamente.

Ciascuno e tutti i sentimenti che avete riguardo la perdita del vostro amato animale sono normali ed importanti. Abbracciate i vostri sentimenti e sappiate che essi hanno valore. Il dolore è reale e passerà con il tempo.

Se, dopo una quantità significativa di tempo vi sentite immobilizzati dal vostro dolore, contattate un consulente. Poche sedute possono aiutare a risolvere ciò che è necessario per sentirsi di nuovo se stessi. Sappiate che il vostro animale vorrebbe che voi siate felici.

Il vostro miglior alleato nel sapere quando è il momento di dirvi addio è il vostro animale stesso. Morire è un processo organico cioè il vostro animale molto probabilmente vi farà sapere che è il momento di andare. Il loro mondo diviene più piccolo, molti smetteranno di mangiare e di bere. Alcuni mostrano segni comportamentali di dolore. (È buona cosa sapere come appaiono questi segni; chiedete al vostro veterinario o fate una ricerca di come il dolore fisico si presenti nella razza del vostro animale). Possono perdere il controllo delle funzioni corporee, la vescica, l'intestino o la capacità di muoversi.

Una delle decisioni più ardue in questo processo è sapere quando è il momento di aiutare il vostro animale a lasciare il suo corpo. Questa è l'opportunità di ricambiare l'amicizia che ci hanno offerto. Spesso le persone assistono ad un lento declino e si ritrovano incapaci di vedere quando il loro amato animale inizia a soffrire profondamente. Questo è il momento di avere un supporto. Chiedete ad altri di dirvi come vedono il vostro animale.

Sappiate che lasciarli andare per evitare loro dolore intenso o sofferenza è un atto di amore. È il momento di offrire questo dono ai nostri cari amici. Non importa quando decidete, sappiate che l'amore che entrambi condividete vive nel vostro cuore e nella loro anima.

In alcune situazioni acute, il veterinario potrebbe consigliarvi fortemente di sottrarre l'animale all'agonia. Sarà per voi uno shock, ma per via dell'amore che avete per il vostro animale, è il momento di acconsentire umanamente. In questo tipo di situazione difficile, potete chiamare qualcuno vicino a voi per darvi qualsiasi supporto vi serva. Lasciatevi andare ai vostri sentimenti. Piangere è molto normale. Aver male al cuore è normale. Il vostro veterinario può darvi l'intimità necessaria per dare l'ultimo saluto al vostro animale, in cui condividere con gratitudine tutto l'amore che provate reciprocamente. Al livello più profondo il vostro animale sa che il suo tempo di transizione è arrivato. Gli darà conforto dire addio con amore. Se potete, rimanete con loro mentre gli viene somministrato il trattamento. Normalmente è un processo molto tranquillo, niente di cui avere paura. Mentre scrivo questo, sento il dolore nel cuore e ho le lacrime agli occhi ricordando tutti gli animali che ho amato e a cui ho detto addio. È un dolore dolce, che mi ricorda quanto ho amato e quanto sono stata amata da loro.

Se il vostro veterinario vi dice che è il momento di lasciarli andare e non è una situazione di crisi, vi prego di darvi del tempo e il permesso di dire addio nel vostro modo personale. Se voi e il vostro animale avete bisogno di più tempo, non abbiate fretta nel farlo. Potrebbe voler dire riportare il vostro animale a casa e chiamare quelli che gli sono stati vicini per dire addio nel loro modo personale. Può fare un'enorme differenza per gli altri amici del vostro animale e i membri della famiglia. Se sentite che è giusto, coinvolgete anche i bambini. La morte è una parte normale della vita e dire addio a chi amiamo può essere una lezione importante e profonda e un'esperienza di crescita per tutti.

È molto utile fare qualche ricerca prima che venga il momento, per sapere se ci sono servizi veterinari a domicilio disponibili nella vostra zona. Se questo è possibile, è l'opzione più comoda per tutti coloro che sono coinvolti, specialmente per il vostro animale. È anche bene sapere riguardo le possibilità di sepoltura e cremazione, incluso i costi. Nel momento del trapasso, è stremante doversi informare per decidere e parlarne; farlo in anticipo può essere utile e forse ridurre lo stress.

Una volta che le decisioni difficili sono state prese, il vostro atto finale di amore e di gratitudine è di confortarli mentre lasciano questa vita. Potete toccarli, parlare loro, persino cantare. Allo stesso modo è bello piangere. Date loro il permesso di andare, la pace di sapere che voi starete bene e l'amore che avete condiviso vivrà per sempre.

Un bel pianto come famiglia, dicendo parole di amore e di apprezzamento conta molto. Fate fare ai bambini dei disegni o dei lavoretti per esprimere i loro sentimenti, leggere dei libri sugli animali che muoiono (sono disponibili molti libri di questo tipo per bambini, date un'occhiata online) e continuare a parlare dell'animale dopo la sua morte è molto importante per elaborare il lutto ed il dolore. Ed è vero anche per gli adulti. Fate in modo di accendere insieme una candela al momento della morte, perché il passaggio sia tranquillo e per dare conforto a tutti. Qualsiasi rituale che viene dalla vostra tradizione aiuta a sostenere il processo di guarigione e conta molto.

Non sorprendetevi dei molti modi in cui il vostro animale si manifesterà a voi dopo che ha lasciato il suo corpo. Può arrivare nei sogni, o potreste avere la sensazione che sono nella stanza, potreste vederli con l'angolo dell'occhio. Tutto questo ci ricorda che il loro Spirito e l'amore sono ancora molto vivi e con voi. Che benedizione è stato questo viaggio!

Mio fratello, che ha sempre avuto due cani, mi disse, "il miglior modo di guarire dalla mancanza e della tristezza di perdere un cane è di prendere un cucciolo!" Non è rimpiazzare o diminuire l'importanza del dolore e della perdita, ma celebrare l'amore che avete ancora da dare e da ricevere. Ciò potrebbe essere eccessivo per qualcuno e la giusta soluzione per qualcun altro

Qualcuno prova un dolore per la perdita talmente grande da fargli dire che non prenderà mai più un animale domestico, perché fa troppo male quando muore. In quel momento, il dolore della perdita supera gli anni di affetto e di compagnia e la grande gioia di condividere la vita con un animale.

Ciascun animale, come ogni relazione umana, è unico e darà un'esperienza unica di amore. Non potrete mai avere la stessa esperienza che avete avuto con il vostro animale che se ne è andato, ma vi invitiamo ad essere aperti e a consentire ad un amore nuovo e bellissimo di poter essere canalizzato nella vostra vita, attraverso un altro animale. Gli animali portano talmente tanta gioia e ricchezza nelle nostre vite e ci danno qualcosa che è unico e speciale. L'intensità del nostro dolore e della nostra perdita è un indicatore della profondità dell'amore e della connessione che siamo stati in grado di sperimentare. Ascoltate dentro di voi la voce silenziosa che vi fa sapere se è giunto il momento di accogliere un nuovo amico nella vostra vita. È sempre una cosa reciproca. Facendolo, voi ne sarete completamente arricchiti e potreste letteralmente salvare la vita di un animale.

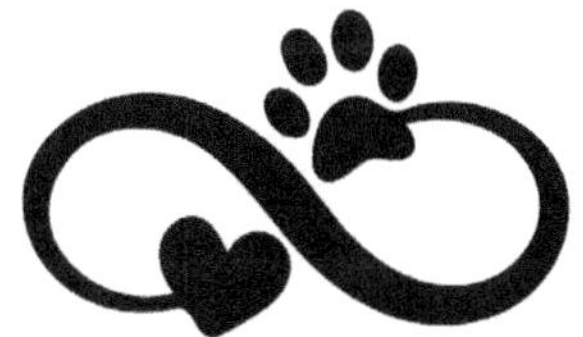

Le Associazioni Benefiche che amiamo e che sostengono gli Animali

Orfanotrofio Infantile del Nepal - 100% ai bambini!

https://www.zeffy.com/en-US/donation-form/0d90e804-ede9-4e03-97b5-2662af26e58a

Cani Randagi in India

https://www.AncientSecretsFoundation.org/product/atithi-devo-bhava-donation/

Fauna Selvatica SOS

Petizione per il rifiuto di cavalcare gli elefanti. Contattare

https://action.wildlifesos.org/page/74446/action/1?ea.tracking.id=refusetoride

Salviamo i Cavalli Selvatici: la Brigata Antincendi dei Cavalli Selvatici

Contattare Peggy Coleman Taylor: FlyNorth@att.net
Wildhorsefirebrigade.org

Mantenere Selvatici i Cavalli Selvatici - Peggy Coleman Taylor

Con la legge pubblica 92-195, "È politica del Congresso che cavalli e asinelli selvatici che circolano liberamente devono essere protetti dalla cattura, dalla marchiatura, dai maltrattamenti o dalla morte…" I cavalli selvatici hanno complessi bisogni ecologici, sociali e comportamentali; si deve comprendere che ci sono caratteristiche specifiche degli animali selvatici.

I CAVALLI SELVATICI appartengono al loro habitat naturale e non alla proprietà di individui privati come "animali da compagnia".

La cattiva gestione del Bureau of Land Management (BLM, Ufficio Gestione Territoriale) e lo United States Forest Service (USFS, Servizio Forestale degli Stati Uniti) dei cavalli e degli asinelli selvatici attraverso retate e sterilizzazione produrranno il risultato, in ultima analisi, della mancanza di diversità genetica nel DNA e alla fine condurranno ad una moria di queste icone Americane del West. Al presente, ci sono più cavalli selvatici nelle strutture di contenimento della BLM di quelli che rimangono in natura.

Il Programma di Incentivi all'Adozione della BLM (AIP9 è stato fallimentare per migliaia di cavalli selvatici che sono finiti nelle file di macellazione. Nel 2023, la WILDHORSE FIRE BRIGADE, Brigata

Antincendi dei Cavalli Selvatici, un'associazione no-profit solo di volontari 501 (c) (3) che si concentra sul preservare i cavalli selvatici dall'estinzione, ha liberato in natura più di 70 cavalli Nativi Americani, salvati dal macello da cui, si supponeva, li avrebbe protetti lo stato Federale.

La migliore soluzione per i cavalli selvatici "in eccesso" è liberarli in natura in zone libere, che non sono in conflitto con allevamenti animali o estrazioni minerarie (altrimenti noto come FURTO DELLA TERRA) ed essere posti al "lavoro" per mitigare i fuochi naturali. Essendo i cavalli dei grandi erbivori, proteggono naturalmente gli ecosistemi territoriali.

Il programma pilota della Brigata Antincendi dei Cavalli Selvatici, usando i metodi di Jane Goodall per raccogliere i dati scientifici dei cavalli selvatici, si dimostra essere una parte importante della soluzione ai fuochi spontanei, dal punto di vista ambientale ed economico.

La scienza sostiene il fatto che riducendo il carburante vegetale si riduce sia la frequenza, la misura e l'intensità dei catastrofici incendi spontanei.

Per H.R. 4821-417 (precedentemente H.R. 1625-313)

Trasferimento umano di animali in eccesso SEC 113... laddove, il Segretario degli Interni potrebbe trasferire cavalli o asinelli selvatici in "eccesso" che sono stati rimossi dal territorio pubblico ad altre agenzie governative, affinché vengano utilizzati come animali da lavoro.

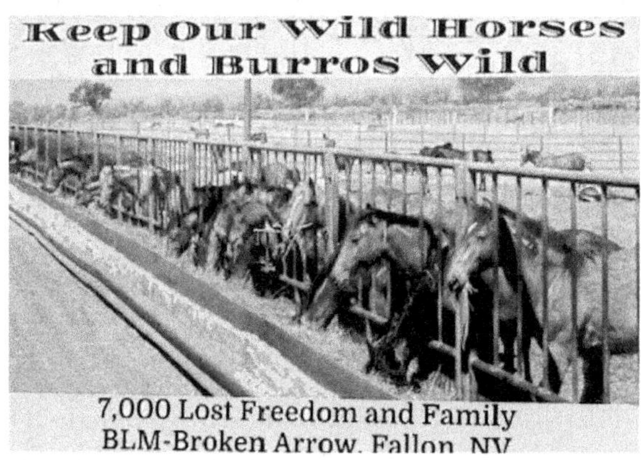

Altri paesi hanno compreso i vantaggi di usare i cavalli selvatici per mitigare gli incendi.

Pochi fondi sono stati destinati a sostenere lo studio dei cavalli selvatici nativi Americani. STOP alle retate, alla sterilizzazione e l'adozione dei cavalli SELVATICI. Vi preghiamo di sostenere la WILD HORSE FIRE BRIGADE - Brigata Antincendi dei Cavalli Selvatici, una soluzione migliore.

SOS Natura Selvatica - No a Cavalcare gli Elefanti

Potrebbe essere il vostro sogno fare un giro sopra un elefante, ma per l'elefante essere cavalcato è il peggiore degli incubi.

Ecco ciò che accade per rendere un elefante "cavalcabile". Primo, un cucciolo di elefante viene catturato nella giungla, strappandolo a sua madre e alla sua mandria - come pure da ogni possibilità di vita libera nella natura. Questa pratica è illegale e può essere definita come "bracconaggio".

Dopo la cattura, l'elefante viene tenuto in isolamento per la sua intera vita, con nessuna o scarsa interazione con altri elefanti. Questo è psicologicamente dannoso per l'elefante e lo fa diventare introverso e infelice.

Una volta in cattività, questi elefanti sono spesso lasciati a se stessi e accuditi a malapena. Ricevono poca o nessuna cura veterinaria, la loro nutrizione è compromessa e viene loro limitato l'accesso all'acqua

Questi elefanti in cattività sono tenuti legati alla catena per lungo tempo, spesso vivono costantemente a contatto delle loro stesse feci ed urine.

L'atto vero e proprio di cavalcarli è una crudeltà - la schiena di un elefante non è adatta a portare pesi, ciononostante il peso della cavalcatura, dell'addestratore/custode e dei turisti sulla sua schiena mettono una quantità enorme di pressione alla spina dorsale dell'animale. I pesi spesso superano i 200-400 chilogrammi della portantina più il peso del custode e di tre passeggeri adulti raggiungono i 600 chilogrammi - procurando piaghe, ecchimosi, tagli e deformità alla schiena dell'animale, ma, cosa più grave, portano ad artrite precoce e forti dolori alle articolazioni.

https://action.wildlifesos.org/page/74446/action/1?ea.tracking.id=refusetoride

Riferimenti

[1] 5 Erbe ayurvediche che puoi usare per sostenere la salute e il benessere del tuo animale domestico
https://www.banyanbotanicals.com/info/blog-the-banyan-insight/details/5-herbs-for-pets/

[2] Equilibra il tuo cavallo con queste erbe ayurvediche
https://equinewellnessmagazine.com/ayurvedic-herbs/

[3] Avvelenamento da oli essenziali e pot-pourri liquido nei gatti
https://vcahospitals.com/know-your-pet/essential-oil-and-liquid-potpourri-poisoning-in-cats

[4] Oli essenziali per gatti: benefici, rischi e considerazioni
https://www.veterinarians.org/are-essential-oils-safe-for-cats/

[5] Dr. Pankaj Naram: Consigli per una dieta sana
https://issuu.com/dr.pankajnaram/docs/drpankaj_f019a4ca75bc42

[6] Ayurveda veterinaria: casi clinici di cinque gatti
http://ayurveda.alandiashram.org/ayurvedic-treatment/veterinary-ayurveda-cats

[7] [8] L'Ayurveda nella medicina veterinaria
https://ivcjournal.com/ayurveda-veterinary-medicine/

[9] [10] [11] Ayurveda nella medicina veterinaria | Rivista IVC
https://ivcjournal.com/ayurveda-veterinary-medicine/

[12] Ayurveda Per Animali (dogsnaturallymagazine.com)
https://www.dogsnaturallymagazine.com/ayurveda-for-animals/

[13] Ayurveda nella medicina veterinaria | Rivista IVC
https://ivcjournal.com/ayurveda-veterinary-medicine/

[14] Guarigione con la pasta dorata alla curcuma per cani
https://www.dogsnaturallymagazine.com/healing-with-turmeric-golden-paste-for-dogs/

[15] Il cancro nei cani: come combatterlo con queste 3 erbe
https://bensbarketplace.com/cancer-dogs-fight-back-3-herbs/

[16] Curcuma per cani: 5 sorprendenti benefici per la salute
https://www.dogsnaturallymagazine.com/turmeric-dogs/

[17] Cura degli animali domestici: perché l'ashwagandha e il neem sono benefici per i cani | Notizie sullo stile di vita - The Indian Express
https://indianexpress.com/article/lifestyle/life-style/pet-care-ashwagandha-neem-beneficial-for-dogs-7669463/

[18] Erbe ayurvediche che puoi usare per sostenere la salute e il benessere del tuo animale domestico
https://www.banyanbotanicals.com/info/blog-the-banyan-insight/details/5-herbs-for-pets/

[19] Il ruolo dell'apoptosi indotta dai cannabinoidi nelle cellule immunitarie nello sviluppo dell'immunosoppressione
https://www.ncbi.nlm.nih.gov/pmc/articles/PMC3005548

[20] L'olio di cocco fa bene ai cani? - Whole Dog Journal
https://www.whole-dog-journal.com/nutrition/is-coconut-oil-good-for-dogs/

[21] [22] 5 trattamenti per l'epilessia nei cani · The Wildest
https://www.thewildest.com/dog-health/holistic-treatments-epilepsy-dogs

[23] Epilessia canina: 12 consigli importanti se il tuo cane ha una crisi epilettica
https://4knines.com/blogs/4knines-blog-home-page/canine-epilepsy-12-important-tips-dog-seizure

[24] I 10 migliori frutti che il tuo Bulldog Francese deve mangiare
https://www.frenchbulldogbreed.net/blog/10-best-fruits-for-your-french-bulldog/

[25] I cani possono mangiare l'aglio?
https://www.petmd.com/dog/nutrition/can-dogs-eat-garlic

[26] Avvelenamento da funghi nei cani - Sintomi, diagnosi, trattamento
https://wagwalking.com/condition/mushroom-poisoning

[27] I cani possono mangiare le uova? | Great Pet Care
https://www.greatpetcare.com/dog-nutrition/can-dogs-eat-eggs-info-on-raw-cooked-and-egg-shells/

[28] Quanta farina di ossa dovrei dare al mio cane? (thefaithfuldog.com)
https://thefaithfuldog.com/how-much-bone-meal-should-i-give-my-dog/

[29] I cani possono mangiare carne cruda? | PetMD
https://www.petmd.com/dog/nutrition/can-dogs-eat-raw-meat

Altre risorse:

Cure Olistiche Animali Domestici - Servizi Veterinari Tradizionali e Olistici
https://www.holistic-pet-care.com/about-us.html

Erbe Naturali che sono sicure per Cani e Gatti
https://homescapepets.com/blogs/articles/natural-herbs-that-are-safe-for-cats-and-dogs

Indice

Comunità Antichi Segreti

Per informazioni aggiuntive, video e per condividere storie dei vostri animali domestici e non
https://MyAncientSecrets.com/pets/

Contattateci:
Per commenti, domande o richieste:
Team@MyAncientSecrets.com

Per acquisti o altro:
Prodotti | Fondazione Antichi Segreti
https://AncientSecretsFoundation.org/shop/

Per informazioni aggiuntive:
Scopri - *Antichi Segreti di un Maestro Guaritore*
www.MyAncientSecrets.com

Disegno di Copertina
Per Gentile Concessione di
Maryam Khalifah

Illustratrice di libri per bambini, cover art, libri e progetti editoriali

http://www.maryamartillustration.com

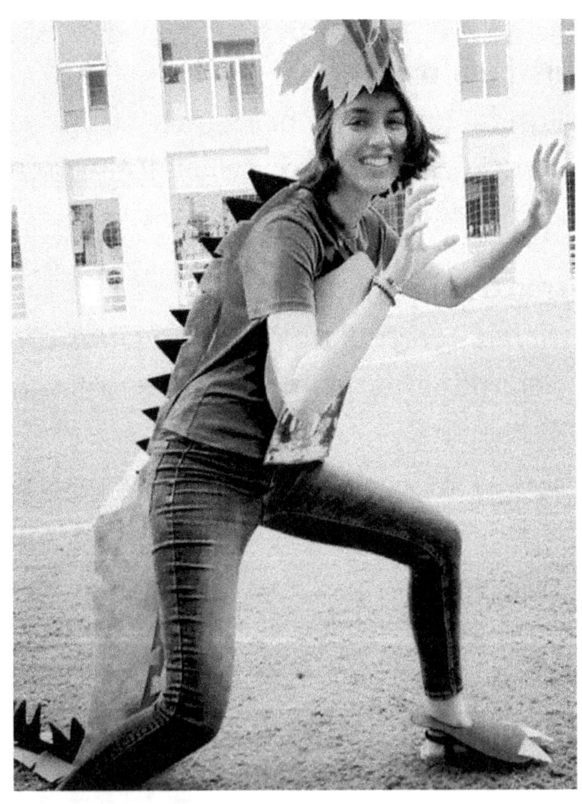

Note e Rapporti sulla Salute

Note e Rapporti sulla Salute

Note e Rapporti sulla Salute